Wolfgang Möhring

Rezepte für die Gesundheit

Heiltees

Sanfte Heilmittel gegen viele Krankheiten. Die besten Tees für Vitalität und Wohlbefinden

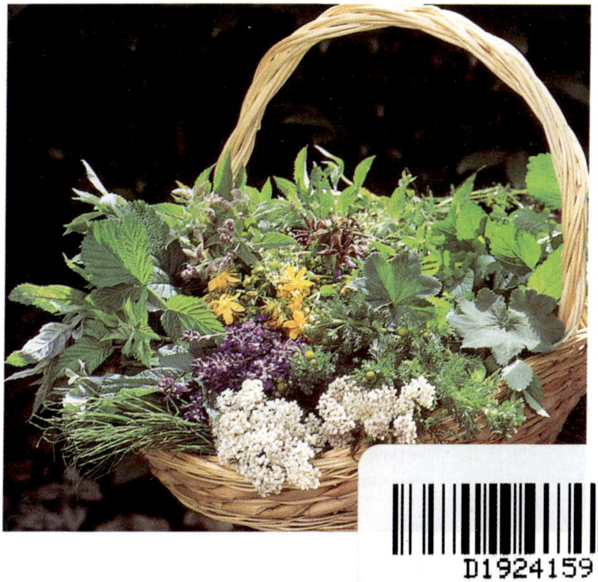

D1924159

Südwest

Inhalt

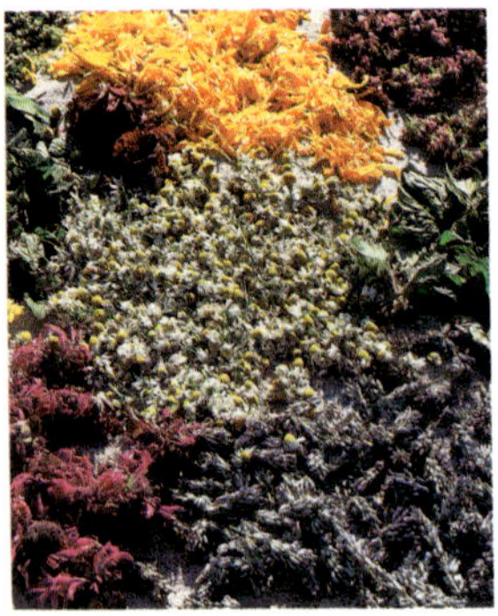

Gesunde Kräuter in allen Farben: So vielfältig wie ihr Aussehen sind ihre heilsamen Wirkungen.

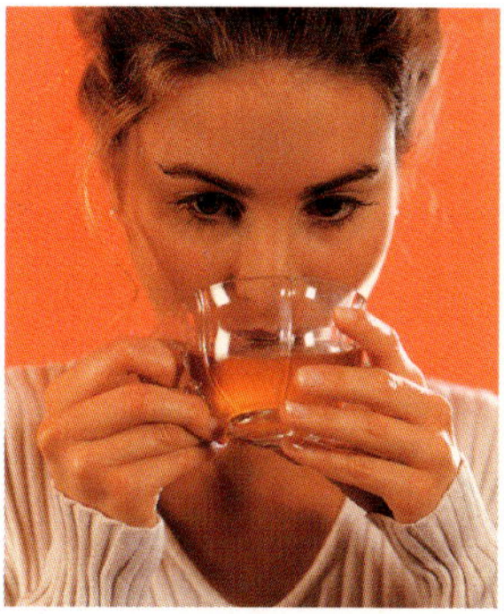

Für alle Fälle einen Tee: Die meisten Alltagsbeschwerden lassen sich mit Heiltees kurieren.

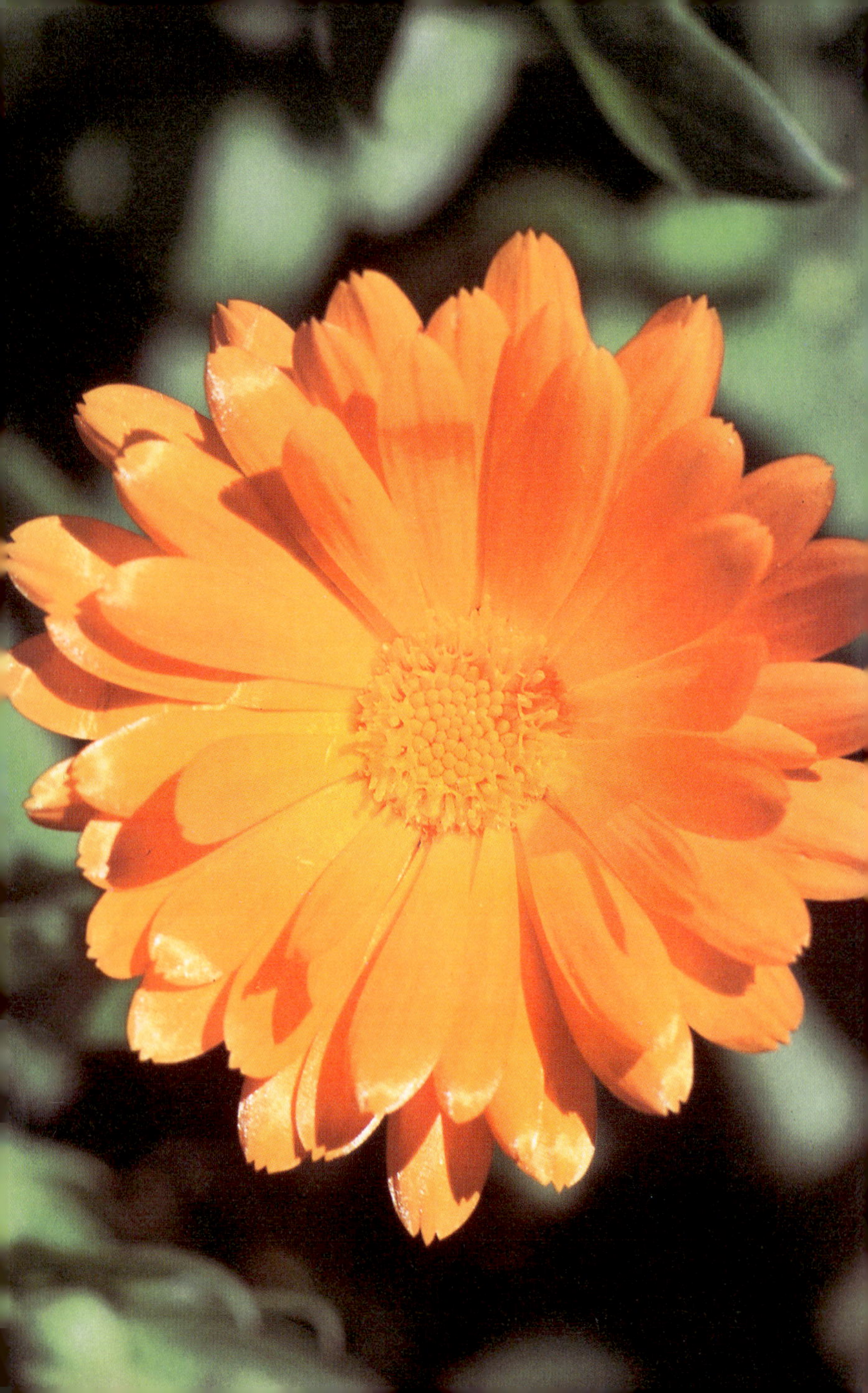

Vorbeugen und heilen mit Pflanzen

»Alle Wiesen und Matten, alle Berge und Hügel sind Apotheken.« Dieser Satz wird dem wohl berühmtesten Arzt und Heilkundigen des Mittelalters, Paracelsus, zugeschrieben. Wie er vor gut 500 Jahren bedient sich auch die Pflanzenheilkunde von heute aus dieser Apotheke.

Erfahrung und moderne Medizin

Die Geschichte der Pflanzenheilkunde geht freilich sehr viel weiter zurück. Sie nahm ihren Anfang, als Menschen Pflanzen probierten, die von kranken oder verletzten Tieren gefressen wurden. Später wurden Heilkräuter verwendet, deren Form, Farbe und Beschaffenheit zum menschlichen Körper in Beziehung gesetzt wurden. Die stechende Distel z. B. wurde gegen inwendiges Stechen verwendet.

Das älteste Dokument der Pflanzenheilkunde ist das systematisch aufgebaute Heilpflanzenbuch des chinesischen Kaisers Shin-nong, der um 3700 v. Chr. lebte.

Bewiesene Wirksamkeit

Wissenschaftliche Forschungen haben inzwischen die Wirksamkeit einer Reihe von Pflanzen eindeutig bestätigt, andere als unwirksam entlarvt. Die auf Erfahrung und Beobachtung fußende Anwendungsweise der Volksheilkunde ist interessanterweise mit der der modernen Medizin häufig nahezu identisch. So wird z. B. die Salizylsäure, die in den Blüten und Blättern des Mädesüß nachgewiesen wurde, heute bei fieberhaften Erkrankungen eingesetzt. Diese Wirkkraft salizylhaltiger Pflanzen kennt die Volksmedizin bereits seit Jahrhunderten.

Möglichkeiten und Grenzen

Gesund ist der Mensch, wenn er sich im Gleichgewicht befindet, körperlich, seelisch und geistig. Krankheit dagegen ist Ausdruck einer gestörten Harmonie. Vor diesem Hintergrund sieht die Pflanzenheilkunde ihre Aufgabe darin, Disharmonien zu begegnen, bevor daraus ernste Krankheiten entstehen.

Zu Beginn der neunziger Jahre half sich bereits jeder dritte Bundesbürger bei Beschwerden selbst mit Tees und Tinkturen aus den verschiedensten Heilpflanzen.

Gegenwärtig erleben wir ein neues, starkes Interesse an Heilpflanzen. Dies ist darauf zurückzuführen, dass die Möglichkeiten, schwere Erkrankungen mit hoch dosierten chemischen Medikamenten in den Griff zu bekommen, in diesem Jahrhundert zwar enorm gestiegen sind, viele Menschen jedoch unter behandlungsbedürftigen leichteren Beschwerden und Befindlichkeitsstörungen leiden, bei denen die Nebenwirkungen der Medikamente zum Schweregrad der Beschwerden in keinem akzeptablen Verhältnis stehen. Auch hat sich die Haltung des Einzelnen seiner Gesundheit gegenüber verändert. Der Wunsch, mehr auf seinen Körper zu hören und selbstverantwortlich mit der eigenen Gesundheit umzugehen, ist stärker geworden.

Tees – mild aber wirksam

Richtig angewendet können Tees aus Heilpflanzen bei unzähligen Beschwerden ein Quell der Gesundheit sein. Sie sind leicht zuzubereiten und versorgen uns als (meist) wohlschmeckende Getränke mit ihren wertvollen Inhaltsstoffen. Die Mehrzahl der Heilpflanzen entwickelt ihre Wirksamkeit allerdings nicht sofort, sondern erst bei regelmäßiger Anwendung über einen längeren Zeitraum. Das gilt z.B. für die entzündungslindernde Kamille ebenso wie für den herzstärkenden Weißdorn oder das antidepressiv wirkende Johanniskraut.

Das Heilteebuch

Die Heilpflanzen, die in diesem Buch vorgestellt werden, eignen sich alle zur Anwendung durch Laien. Das Buch möchte Sie mit diesen Pflanzen und ihren jeweiligen Wirkungsweisen vertraut machen und auch zum Selbstsammeln und -trocknen einladen. Vor der Zubereitung eines Sie interessierenden Tees sollten Sie sich in den allgemeinen Kapiteln über die Zubereitungsverfahren, die verschiedenen Wirkstoffe und die Möglichkeit von allergischen Reaktionen und Nebenwirkungen informieren.

Einen breiten Raum nimmt in diesem Buch die Krankheitsvorbeugung und die Anregung der Selbstheilungskräfte ein, denn am besten ist es, wenn man gar nicht erst krank wird.

Tees ersetzen nicht den Arzt

Zwar sind Tees wirksame Arzneimittel, bei ernsteren Erkrankungen können sie eine ärztliche oder heilpraktische Therapie jedoch allenfalls begleiten und unterstützen. Deshalb wird immer wieder auf die Grenzen der Selbstbehandlungsmöglichkeiten hingewiesen.

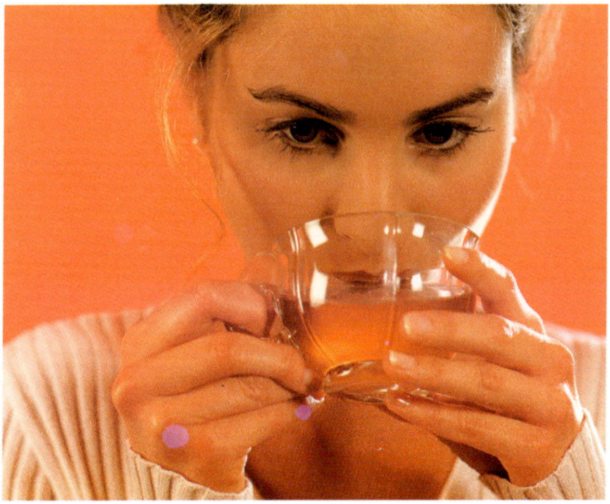

Gegen die meisten Beschwerden ist ein Kraut gewachsen – und dieses Kraut lässt sich in der Regel zu einem gesunden Tee verarbeiten.

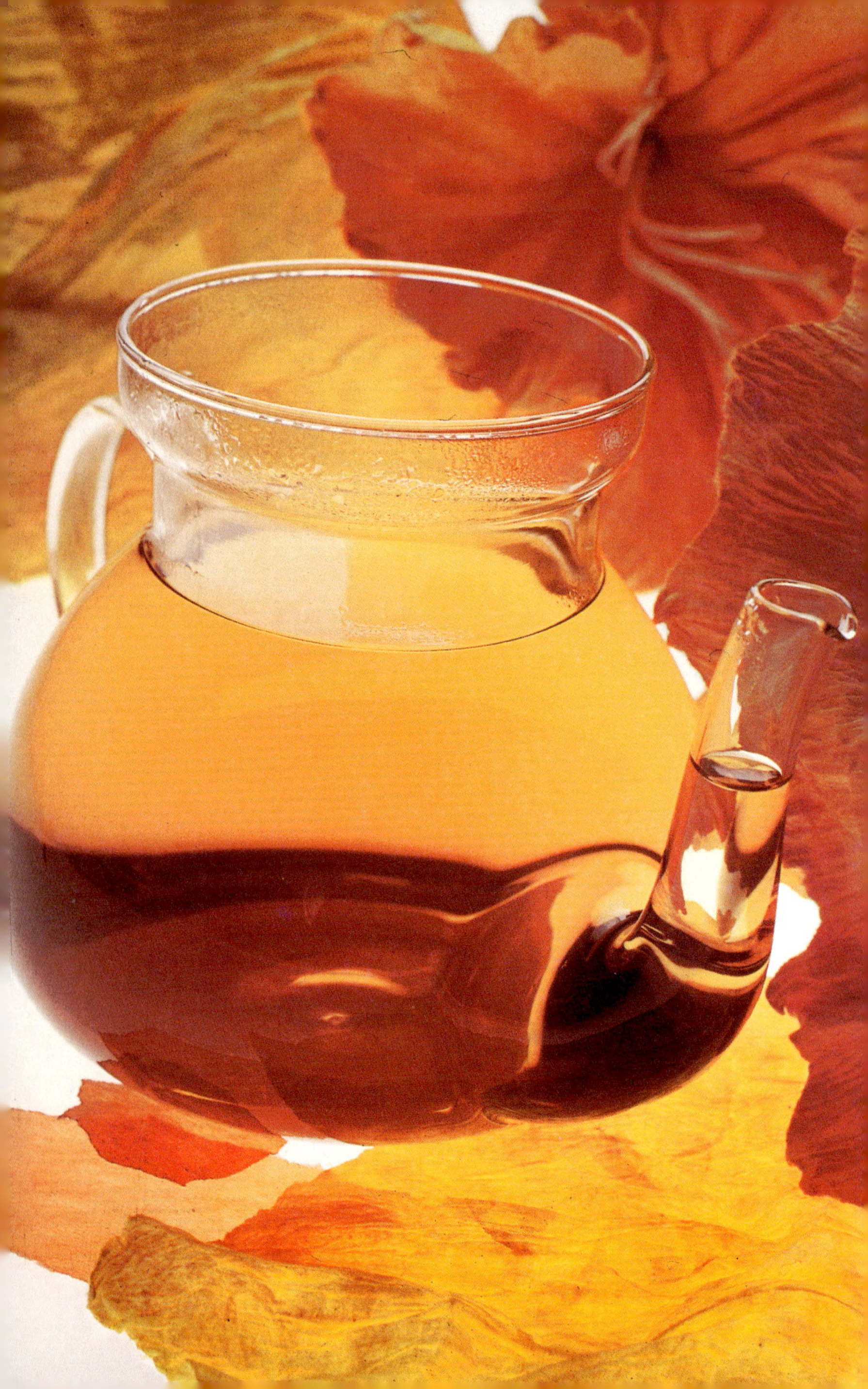

Die heilkräftigen Wirkstoffe

Als Heilpflanzen werden diejenigen Pflanzen und Kräuter bezeichnet, deren Inhaltsstoffe weitgehend bekannt sind und deren medizinische Wirksamkeit nachgewiesen ist. Die Art und Weise, wie sie auf den menschlichen Organismus wirken, beruht auf der spezifischen Kombination der Inhaltsstoffe. Unterschieden wird zwischen Haupt- und Nebenwirkstoffen, die sich ergänzen und verstärken.

Hauptwirkstoffe

Der arzneiliche Wert einer Pflanze ist auf Substanzen zurückzuführen, die gezielt auf bestimmte Gewebe oder Organe wirken. Zu ihnen gehören z. B. Gerb- und Bitterstoffe, ätherische Öle oder Alkaloide. Sie sind nicht in allen Pflanzenteilen in gleicher Konzentration enthalten, deshalb werden von manchen Pflanzen die Wurzeln verwendet, von anderen das Kraut, die Blüten, Samen oder Früchte.

Weil sich in den chlorophyllhaltigen Blättern vieler Pflanzen die heilaktiven Substanzen besonders konzentrieren, werden diese am häufigsten verwendet.

Nebenwirkstoffe

Zu den medinzinisch weniger bedeutenden Substanzen zählen verschiedene Begleit- sowie die Ballaststoffe einer Pflanze. Letztere werden zwar nicht verdaut, sind jedoch wichtig für die Funktionsfähigkeit des Darmtrakts. Außerdem beeinflussen sie die Aufnahme pflanzlicher Wirkstoffe positiv.

Die wichtigsten Stoffgruppen

Um der Heilkraft der Pflanzen auf die Spur zu kommen, ist es sinnvoll, sich einen Überblick über die verschiedenen Wirkstoffgruppen zu verschaffen. Im Folgenden sind all jene genannt, die auch für interessierte Laienanwender von Bedeutung sind.

Alkaloide

Alkaloide sind basische Stickstoffverbindungen, es gibt rund 7000 verschiedene. Sie gehören zu den wirksamsten Stoffen in der Pflanzentherapie. Am größten ist der Alkaloidanteil in Blättern, Rinde und Früchten. Alkaloidhaltige Pflanzen beeinflussen das Nervensystem. Manche steigern die Drüsensekretion, andere regen die Muskelbewegungen von Darm und Gebärmutter an. Die bekanntesten Alkaloide dürften das Koffein im Kaffee und das Nikotin im Tabak sein.

Wegen des intensiven Geruchs bezeichnet man Heilpflanzen, die einen hohen Anteil an ätherischen Ölen enthalten, als aromatisch.

Zur Selbstbehandlung eignen sich die meisten der wirkungsstarken alkaloidhaltigen Pflanzen nicht, weil sie sehr giftig sind. Sie sind verschreibungspflichtig und bedürfen der ärztlichen Verordnung.

Zu den hochwirksamen Alkaloiden zählen:

- Atropin (in der Tollkirsche, krampflösend)
- Morphin (im Schlafmohn, schmerzbetäubend)
- Reserpin (im Schlangenwurz, blutdrucksenkend)
- Chinin (in der Chinarinde, fiebersenkend)

Ätherische Öle

Wenn sich beim Zerreiben einer Pflanze ein Duft entwickelt, ist ein ätherisches Öl vorhanden. Ätherische Öle sind flüchtige Pflanzenstoffe, die sehr intensiv riechen. Sie setzen sich aus vielen Einzelsubstanzen zusammen, von einigen Ölen sind über 100 bekannt. Den

Pflanzen dienen sie als Insektenlockstoffe sowie als Schutz vor Pilz- und Schädlingsbefall. Ihre vor allem antibiotischen, desinfizierenden und das Immunsystem stärkenden Wirkungen macht sich die Pflanzenheilkunde vielfältig zunutze. Außer für Tees werden ätherische Öle auch zum Gurgeln und Inhalieren sowie für Bäder und Einreibungen verwendet.

Bitterstoffe

In einer Vielzahl von Heilpflanzen sind Bitterstoffe die Hauptwirksubstanzen. Fast alle bitteren Tees helfen bei Beschwerden im Magen-Darm-Bereich (Verdauungsstörungen, Blähungen, Völlegefühl). Sie wirken allgemein stärkend, deshalb sind sie auch bei Erschöpfung und Abgeschlagenheit sowie in Zeiten der Genesung hilfreich. Da Bitterstoffe wasserlöslich sind, lassen sie sich sehr gut im Tee aufnehmen.

Die arzneilich wirksamen Bitterstoffe, die Bittermittel, werden in drei Gruppen unterteilt:

- Reine *Amara*. Sie regen die Magensaftsekretion an und werden bei fehlendem Appetit, zur Verbesserung der Verdauungstätigkeit und zur allgemeinen Kräftigung verabreicht. Reine Amara sind z. B Tausendgüldenkraut, Enzianwurzel und Chinarinde.
- *Amara aromatica*. Hierzu zählen Wermut, Engelwurz, Schafgarbe und Mariendistel. Neben Bitterstoffen enthalten diese Heilpflanzen auch ätherische Öle in größeren Mengen. Sie beeinflussen nicht nur den Darmbereich positiv, sondern auch die Gallenblasen- und Leberfunktion.
- *Amara acria*. Diese Heilpflanzen schmecken scharf und bitter, unterstützen ebenfalls die Verdauungsorgane, werden aber in erster Linie als Gewürze verwendet (Pfeffer, Ingwer, Galgant).

Neuere Forschungen haben ergeben, dass die Bitterstoffe des Enzians auch die Herztätigkeit verbessern, die des Wermuts unterstützen das körpereigene Abwehrsystem.

Flavonoide

Wissenschaftler gehen davon aus, dass es mehr als 20 Millionen verschiedene Pflanzenwirkstoffe gibt. Erst ein kleiner Teil davon ist erforscht.

»Flavonoide« ist ein Sammelbegriff, unter dem verschiedene, sich in ihrer chemischen Struktur gleichende Pflanzenwirkstoffe zusammengefasst werden. Ihren Namen haben sie von der gelben Farbe (flavus = gelb) vieler Flavonoidpflanzen. Eine einheitliche Charakterisierung gibt es nicht, da unterschiedliche Flavonoide auch sehr verschiedene Wirkungen entfalten. Gemeinsam ist ihnen, dass sie sich gut zur Vorbeugung, bei chronischen Beschwerden und für länger andauernde Therapien eignen. Ihre Verweildauer im Körper ist nur kurz. Sie werden rasch wieder ausgeschieden, so dass es zu keiner Wirkstoffspeicherung und den dadurch möglichen unerwünschten Begleiterscheinungen kommt. An der Gesamtwirkung einer Heilpflanze sind Flavonoide immer aktiv beteiligt.

Wie Flavonoide wirken

Birkenblätter	Harntreibend
Rosskastanie und Weinraute	Gefäßwandstärkend
Weißdorn und Arnika	Herzkräftigend, die Herzkranzgefäße erweiternd
Linden- und Holunderblüten	Schweißtreibend
Buchweizen und Raute	Blutgerinnungs- und entzündungshemmend
Kamille und Süßholz	Krampflösend
Mariendistel	Leberschützend
Ginkgo	Durchblutungsfördernd

Gerbstoffe

Mit Gerbstoffen schützen sich Pflanzen vor Verletzungen. Sie verändern die Oberfläche des Gewebes durch ihre zusammenziehende (adstringierende) Wirkung.
Die Pflanzenheilkunde bedient sich der Gerbstoffe in der Hauptsache zur Behandlung kleinerer Wunden (äußerlich) und entzündeter Schleimhäute (etwa bei Durchfall). Innerlich werden Gerbstoffe, beispielsweise aus Heidelbeere und Blutwurz, bei Darmkatarrhen eingesetzt. Vorsicht ist allerdings bei der Dosierung geboten. Gerbstoffe wirken schleimhautberuhigend. Ein Zuviel kann aber zu Reizungen der Magenschleimhaut führen, also genau das Gegenteil des gewünschten Effekts bewirken.

Bei Verletzungen angewendet, bewirken Gerbstoffe eine Verdichtung der Hautoberfläche, da sie die Gefäße zusammenziehen. Sie begünstigen die Bildung von Wundschorf.

Glykoside

Der Wirkstoffgruppe der Glykoside ist gemeinsam, dass sie bei Wasseraufnahme in einen zuckerhaltigen und einen nicht zuckerhaltigen Baustein aufgespalten werden können. Die Wirkrichtung wird dabei weitgehend von dem nicht zuckerhaltigen Baustein bestimmt. Zu den bekanntesten, arzneilich stark wirkenden Substanzen aus der Gruppe der Glykoside zählen die Digitalisglykoside des Roten Fingerhuts sowie des Maiglöckchens. Sie stärken den Herzmuskel und werden deshalb auch Herzglykoside genannt. Von Bedeutung sind weiterhin die phenolischen Glykoside der Bärentraubenblätter sowie die abführenden Anthranoide von Faulbaumrinde und Sennesblättern. Senfölglykoside sind in Meerrettich, Kresse, Knoblauch, Zwiebeln und Senf enthalten. Oft zählen auch Flavonoide und Bitterstoffe zu den Glykosiden. So ist auch die schweißtreibende Wirkung von Lindenblüten den Glykosiden zuzuschreiben.

Kieselsäure

Nützlich ist Kieselsäure auch bei Menschen, die unter Bindegewebsschwäche leiden. Kieselsäurehaltige Pflanzen entfalten ihre Wirkungen erst bei längerer Anwendung.

Kieselsäurehaltige Pflanzen sind beispielsweise Spitzwegerich und Ackerschachtelhalm. Sie nehmen Kieselsäure aus dem Boden auf und lagern sie in ihren Zellen ab. Im menschlichen Körper spielt Kieselsäure ebenfalls eine bedeutende Rolle. Sie ist ein wichtiger Baustein von Bindegewebe, Haut, Haaren, Fingernägeln, Bändern und Sehnen. Dementsprechend werden kieselsäurehaltige Heilpflanzen vor allem dann verabreicht, wenn es in diesen Geweben zu Mangelerscheinungen gekommen ist. Dies kann der Fall sein, wenn zu wenig Kieselsäure über die Nahrung zugeführt wird oder krankheits-, alters- oder sportbedingte Verschleißerscheinungen vorliegen.

Saponine

Auch die Saponine gehören zu den Glykosiden. Ihren Namen tragen sie, weil sie – wie Seife – in Wasser gelöst Schaum bilden (sapo = Seife). Saponine werden unter-

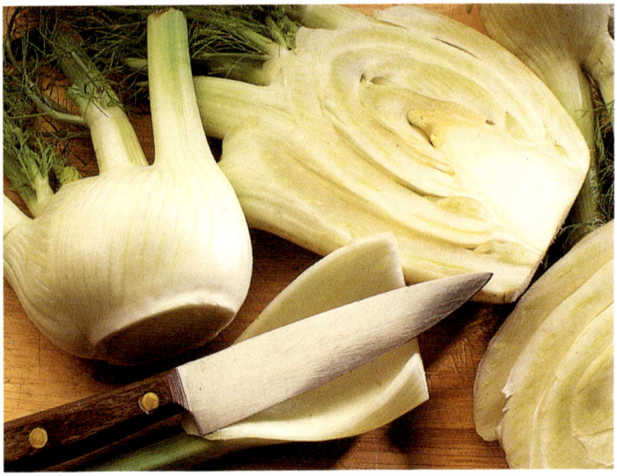

Mineralien in Heilpflanzen: Der Fenchel – eher als Gemüse bekannt – steht mit seinem Gehalt an Kalzium und Magnesium ganz weit vorn.

schiedlich verwendet, weil jede saponinhaltige Pflanze eine individuelle Wirkung entfaltet. Mit den Saponinen von Schlüsselblume und Königskerze beispielsweise lässt sich zäher Schleim verflüssigen, das Abhusten wird erleichtert. Die Saponine der Süßholzwurzel sind dagegen eher wassertreibend, stoffwechselanregend und entzündungshemmend. Wichtig ist auch ihre Eigenschaft, die Aufnahme ansonsten schlecht löslicher Pflanzenstoffe in den Organismus zu erleichtern.

Schleimstoffe

Schleimstoffe sind kohlenhydrathaltige Substanzen. Sie kommen in vielen Pflanzen vor, oft jedoch in so geringen Mengen, dass man sie sich therapeutisch kaum zunutze machen kann. Mit Wasser vermischt, quillen Schleimstoffe auf, es entsteht ein gallertartiger Brei. Nennenswerte Mengen an Schleimstoffen enthält beispielsweise die Eibischwurzel. Bei Entzündungen von Rachen und Kehlkopf legt sie eine Schutzschicht auf die gereizten Schleimhäute und wirkt so lindernd und beruhigend.

Bei Mangelerscheinungen oder bei erhöhtem Bedarf an bestimmten Vitaminen und Mineralien können die gut verträglichen Tees aus Heilpflanzen gezielt eingesetzt werden.

Vitamine, Mineralien, Spurenelemente

Als Baustoffe für Gewebe, Zellen, Enzyme, Hormone und unser Immunsystem spielen Vitamine, Mineralien und Spurenelemente eine wichtige Rolle. Einige Pflanzen sind besonders vitaminreich. Hagebutte, Petersilie und Sanddorn enthalten viel Vitamin C, Weizenkeime und grüne Blätter Vitamin E, die Vitamine der B-Gruppe kommen in Samen, Hülsenfrüchten und Nüssen reichlich vor.

Auch Mineralien sind in vielen Heilpflanzen zu finden. Die Brennnessel beispielsweise enthält Eisen, der Fenchel Kalzium und Magnesium und die Hagebutte Eisen und Magnesium.

Teepflanzen und allergische Reaktionen

Von einer Allergie spricht man, wenn der Organismus auf körperfremde Substanzen überempfindlich reagiert. Meist kommt es nur zu kurzfristigen Veränderungen von Haut und Schleimhäuten. Zur Krankheit kann sich eine Allergie ausweiten, wenn sich der Kontakt mit dem allergieauslösenden Stoff (Allergen) häufig wiederholt. Beispiele für allergische Krankheiten sind sich in Durchfällen äußernde chronische Entzündungen im Darmbereich, Heuschnupfen und Bronchialasthma. Von einem allergischen Schock spricht man, wenn die Reaktion des Körpers so heftig ist, dass der Kreislauf versagt. Ein allergischer Schock kann im allerschlimmsten Fall tödlich enden.

Welche Stoffe sind verantwortlich?

Nahezu alle natürlichen oder chemischen Substanzen können Allergien verursachen. Oft tritt eine allergische Reaktion erst nach Jahren der Anwendung auf, wenn es im Lauf der Zeit zu einer Sensibilisierung des Immunsystems gekommen ist. Der Organismus bildet plötzlich Antikörper gegen Substanzen, die er vorher als unschädlich eingestuft hat. Die intakte Immunabwehr eines gesunden Menschen unterscheidet klar zwischen schädlichen und unschädlichen körperfremden Stoffen. Anders bei Allergikern: Auch harmlose, bisweilen sogar eigentlich gesundheitsfördernde Substanzen werden nicht vertragen. Bei über 20 000 Stoffen ist bisher eine mögliche allergieauslösende Wirkung nachgewiesen worden. Im Einzelfall kann sich die Suche nach dem Allergen oder den Allergenen allerdings als sehr langwierig und schwierig herausstellen. Sie erfordert Geduld und Durchhaltevermögen.

Mögliche Reaktionen auf Heilpflanzen

Gemessen an der Häufigkeit ihrer Anwendung, sind Überempfindlichkeitsreaktionen auf Heilpflanzen eher selten. Es ist dennoch anzuraten, auf die Signale seines Körpers zu achten. In den meisten Fällen genügt es, ein bestimmtes Heilkraut zu meiden. Für fast jeden Anwendungungsbereich lassen sich brauchbare Alternativen finden.

Am häufigsten reagiert der Körper auf:

- Arnika. Da Arnika vorwiegend für Umschläge benutzt wird (die Anwendung als Heiltee sollte nicht ohne ärztlichen Rat erfolgen), kommt es bei Überempfindlichkeit zu allergischen Hautreaktionen. Zu einer Sensibilisierung der Haut führt – so vermutet man – der zu lange und zu hoch dosierte Gebrauch.
- Primel. Allergische Reaktionen auf die in vielen Heiltees verwendete Schlüsselblume sind selten, Überempfindlichkeiten gegen die Becherprimel (Zierpflanze) jedoch häufiger.
- Brennnesselblätter. Es kann zu starken Reaktionen wie Bläschenbildung mit nur langsamer Hautberuhigung kommen.
- Sellerie. Reagieren die Schleimhäute des Darms überempfindlich, ist sehr oft der Sellerie verantwortlich. Mitunter können es aber auch Artischocken, Zitrusfrüchte, Petersilie und Spargel sein.

Korbblütlerallergie

Besteht eine Überempfindlichkeit gegen Arnika, eine Pflanze aus der Familie der Korbblütler, kann es sein, dass man auch auf andere Korbblütlerpflanzen allergisch reagiert. Ist das der Fall, spricht man von einer Gruppenallergie.

Korbblütler

Alant, Arnika, Artischocke, Beifuß, Benediktendistel, Goldrute, Grindelia, Hirtentäschel, Huflattich, Kamille, Klette, Kornblume, Löwenzahn, Mariendistel, Ringelblume, Schafgarbe, Sonnenblume, Sonnenhut, Wasserdost, Wegwarte, Wermut

Fotoallergie

Von einigen Heilpflanzen kennt man allergische Erscheinungen nach der innerlichen Anwendung in Verbindung mit starker Sonneneinstrahlung. Es handelt sich dabei um cumarinhaltige Pflanzen. Cumarine wirken gefäßerweiternd und verzögern die Blutgerinnung. Die Reaktionen können vom Sonnenbrand bis hin zum Hautausschlag reichen. Diese Form der Überempfindlichkeit heißt Fotoallergie.

Fotoallergiepflanzen

Bergamotte, Buchweizen, Engelwurz, Garten- oder Weinraute, Johanniskraut, Kerbel, Liebstöckel, Sellerie

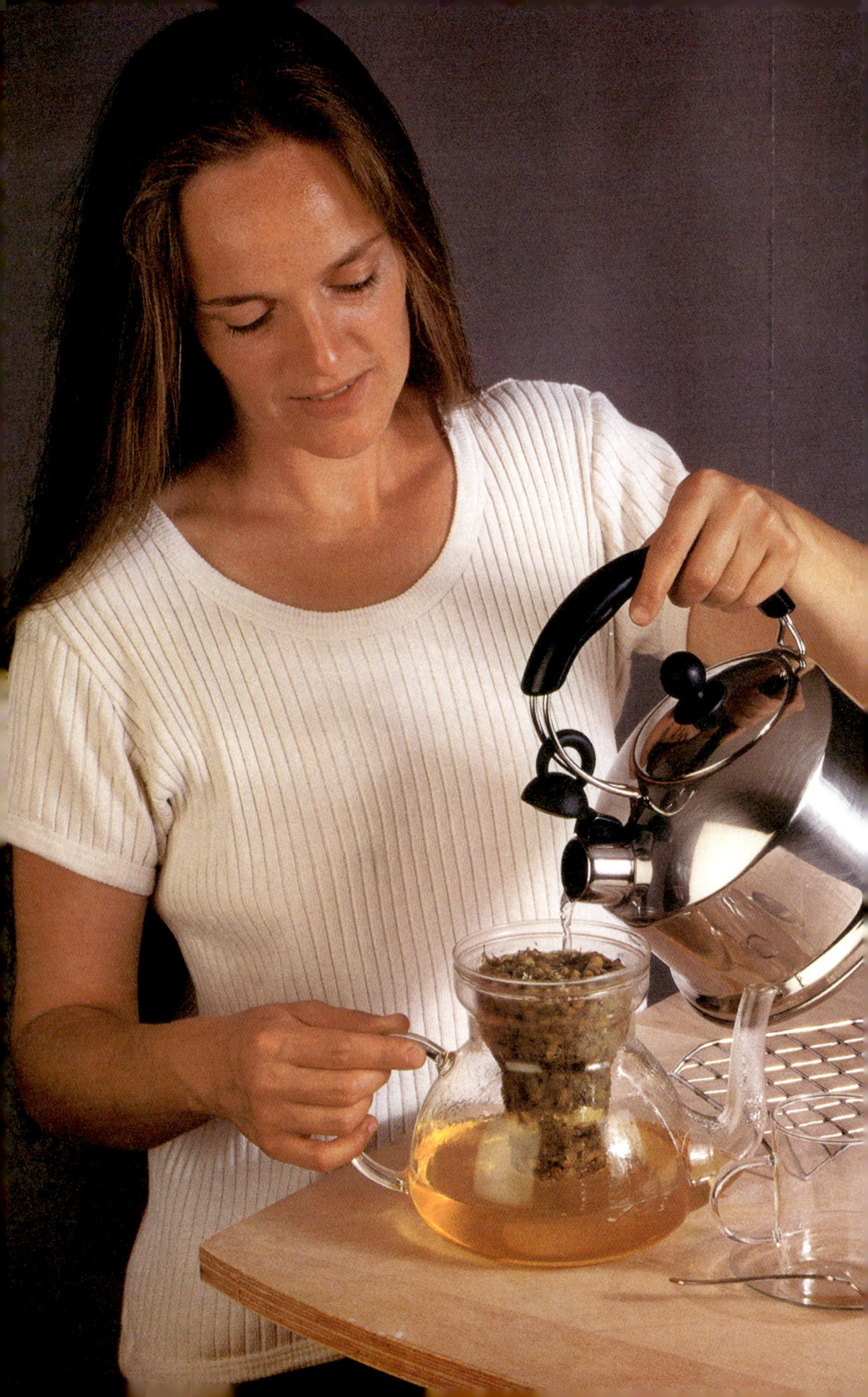

Zubereitung und Anwendung

Damit Heiltees ihre gewünschte Wirkung entfalten können, müssen Mischungsverhältnis, Dosierung und Art der Zubereitung stimmen. Weil alle Faktoren gleichermaßen wichtig sind, halten Sie sich bitte möglichst genau an die Angaben in diesem Buch.

Die richtige Mischung

Am einfachsten zuzubereiten ist ein Tee aus einer einzigen Heilpflanze. Wenn er wirksam und bekömmlich ist, reicht ein solcher Tee oft völlig aus. Für spezifischere Beschwerden bieten sich Mischungen aus mehreren Pflanzen an. Sie werden nach bestimmten Regeln miteinander kombiniert. Die richtige Zusammenstellung erfordert viel Erfahrung und sollte deshalb kundigen Fachleuten vorbehalten bleiben. Meist gibt eine Hauptpflanze die Wirkrichtung an, eine oder mehrere Hilfspflanzen verstärken diese oder runden den Tee geschmacklich ab. Die Hilfspflanzen sorgen oft auch für zusätzlich gewünschte Effekte.

Teemischungen haben den Vorteil, dass mehrere Heilpflanzen sich in ihren Wirkungen ergänzen und unterstützen. Auch können mögliche unerwünschte Effekte einzelner Pflanzen abgemildert werden.

Die richtige Menge

Die Dosierungen in diesem Buch sind alle so gewählt, dass die Tees gut wirken, ihr Genuss aber keine Risiken birgt. In älteren Kräuterbüchern findet man immer wieder den Hinweis: »Für eine Tasse Tee nehme man so viel, wie man zwischen drei Fingern fassen kann.« Diese Menge entspricht 1 bis 2 Teelöffeln der getrockneten Pflanze oder Pflanzenmischung. Ist in einem Rezept die genaue Menge nicht angegeben, können Sie sich an diese Dosierung halten. Ansonsten beachten Sie bitte:

- Einer Tasse in diesem Buch entsprechen 150 (nicht 250) Milliliter Wasser.
- Stehen bei Teemischungen keine Zahlenangaben vor den einzelnen Teebestandteilen, so handelt es sich um eine Mischung zu gleichen Teilen. Bemessen Sie in diesem Fall die Menge nach Ihrem Bedarf.
- Wenn nicht anders angegeben, trinken Sie 2 bis 3 Tassen pro Tag (warm und schluckweise).
- Sind für ein Beschwerdebild mehrere Tees angegeben, finden Sie heraus, welcher Ihnen am besten hilft.
- Zur Geschmacksverbesserung können Sie Ihren Tee mit etwas Honig süßen. Verzichten Sie darauf, wenn Sie Verdauungsbeschwerden haben, unter Durchfall leiden oder zuckerkrank sind.

Auch wenn Sie einen Tee nicht zum Genuss, sondern zu Heilzwecken trinken, sollten Sie ihn mit Muße zubereiten und in Ruhe und mit Bedacht aus einer schönen Tasse trinken.

Die klassischen Zubereitungsarten

Die Zubereitung von Heiltees richtet sich danach, welche Wirkstoffe den Teepflanzen entzogen werden sollen. Es gibt drei verschiedene Verfahren, das jeweils geeignete ist sowohl bei den Einzeltees als auch bei den Mischungen angegeben.

Aufguss *(Infusion = Infus)*

Die geläufigste und auch häufigste Art, Pflanzenwirkstoffe zu lösen, ist der Aufguss. Dabei werden die getrockneten Kräuter lose oder in einem Teesieb mit kochendem Wasser überbrüht. Je nach Rezept lässt man den Tee zugedeckt 5 bis 10 Minuten ziehen und seiht ihn anschließend ab.

Ein Aufguss ist das richtige Verfahren, wenn die Wärme nur kurz auf die Pflanzen einwirken soll. Auch ist dadurch gewährleistet, dass die in ihnen enthaltenen ätherischen Öle nicht zerstört werden. Vor allem bei Blüten und Blättern werden Aufgüsse gemacht, so etwa bei Kamillen- und Lindenblüten sowie bei Pfefferminz- und Melissenblättern. Bei besonders zarten Blüten ist der schonendere Lauaufguss vorzuziehen: Man übergießt die Kräuter mit Wasser, das noch nicht kocht, und lässt sie vor dem Abseihen 30 Minuten ziehen.

Die ätherischen Öle von Kümmel, Anis und Fenchel werden optimal gelöst, wenn man die Samen vor dem Aufguss in einem Mörser leicht anquetscht.

Abkochung *(Decoctum = Dekokt)*

Bei einer Abkochung werden die Pflanzenteile direkt im Wasser gekocht. Dieses Verfahren wird angewendet, wenn Gerb-, Bitter- und Mineralstoffe gelöst werden sollen. Sie befinden sich vor allem in Rinden, Wurzeln, Samen und Kernen. Deren Zellwände geben ihre In-

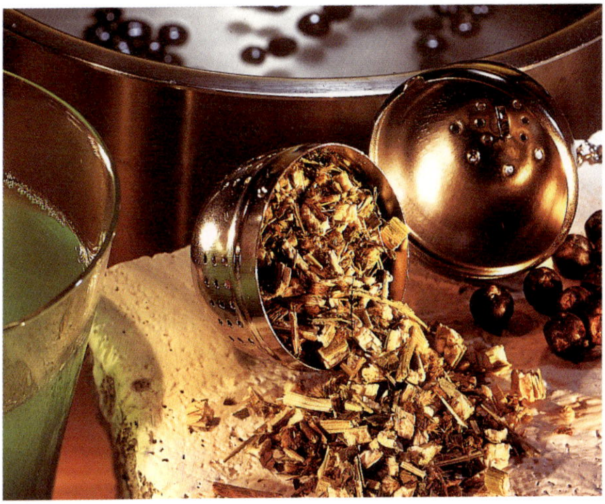

Nicht gerade eine Wissenschaft für sich – aber ein wenig sollten Sie über die verschiedenen Zubereitungsformen von Heiltees schon wissen.

haltsstoffe erst bei größerer Hitze und längerer Kochzeit frei. Die Heilkräuter werden in einem Topf mit 1/2 Liter Wasser kalt aufgesetzt und langsam zum Kochen gebracht. Um den Verlust flüchtiger Wirkstoffe so gering wie möglich zu halten, verschließt man den Topf mit einem Deckel. Für eine Kurzabkochung lässt man den Sud unter gelegentlichem Umrühren nur 1 bis 3 Minuten bei geringer Hitze kochen, ansonsten 20 Minuten (die Kochzeit ist in den Rezepten angegeben). Anschließend den Tee etwas abkühlen lassen und abseihen.

Schleimstoffhaltige Pflanzen wie Eibisch und Leinsamen eignen sich besonders gut für die Mazeration. Nach dem Abseihen die Rückstände nicht auspressen, damit keine unerwünschten Substanzen in den Kaltauszug gelangen.

Kaltauszug *(Mazeration = Mazerat)*

Wenn man ätherische Öle und andere empfindliche Stoffe (beispielsweise Schleimstoffe) schonen möchte, und außerdem die Wirkung der Gerbstoffe nicht gewünscht wird, macht man einen Kaltauszug. Dazu lässt man die Kräuter 6 bis 12 Stunden zugedeckt in kaltem Wasser stehen (Mengenangaben bei den Rezepten) und seiht sie anschließend ab. Um die Keimbildung möglichst gering zu halten, setzt man den Auszug entweder mit abgekochtem Wasser an, oder erhitzt diesen vor der Einnahme noch einmal kurz bis zum Siedepunkt.

Kombiverfahren

Sollen einer Pflanze verschiedene Wirkstoffe entzogen werden, die jeweils durch ein unterschiedliches Verfahren gewonnen werden, kann man zunächst einen Kaltauszug machen und anschließend die bereits verwendeten Pflanzenteile mit kochendem Wasser überbrühen. Für den Auszug der hitzeempfindlichen Inhaltsstoffe die benötigte Menge in 1 Tasse Wasser kalt ansetzen und das Ganze zugedeckt 6 bis 8 Stunden ziehen lassen. Zur Verabreichung des Tees wird der Kaltauszug mit dem anschließend bereiteten Aufguss gemischt.

Heilkräutersirup

Für einen wohlschmeckenden Heilkräutersirup verrührt man in einem Topf 1/2 Liter Tee mit 500 Gramm braunem Zucker. Das Ganze vorsichtig erhitzen und rühren, bis sich der Zucker vollständig gelöst hat. Heilkräutersirups werden im Kühlschrank aufbewahrt. Bei akuten Beschwerden 3-mal täglich 2 Teelöffel einnehmen.

Aus der chinesischen Medizin sind Anregungs- und Beruhigungszeiten für die verschiedenen Organe bekannt. Die Wirkung eines Heiltees wird nach dieser Auffassung noch verstärkt, wenn man ihn zur richtigen Zeit verabreicht.

Bestandteile von Teemischungen

- Als *Remidium cardinale* wird diejenige Pflanze einer Mischung bezeichnet, deren Wirkstoff die Heilwirkung festlegt. Es handelt sich dabei um eine Pflanze, die man bei den betreffenden Beschwerden auch als Einzeltee verabreichen könnte.
- Die Pflanze, die die Wirkung des Hauptmittels je nach Notwendigkeit unterstützt, ergänzt oder auch mildert, heißt *Adjuvans* (Hilfsmittel). In der Wirkrichtung soll das Adjuvans der Hauptpflanze gleichen, deren weniger erwünschte Begleiterscheinungen aber gegebenenfalls abschwächen können.
- Auf Haupt- und Unterstützungswirkstoff genau abgestimmt sein sollte das *Korrigens,* eine Heilpflanze, die Geschmack und Wirkung von Remidium cardinale und Adjuvans verbessert.
- Da auch Augen und Nase an der heilenden Wirkung eines Tees beteiligt sind, wird der Mischung schließlich noch ein Füllmittel, das *Konstituens,* hinzugefügt. Dieses darf zwar auch eine eigene Wirkung haben, soll aber in erster Linie Aussehen und Geschmack verbessern. Gute Beispiele sind Hagebuttenfrüchte und Pfefferminzblätter.

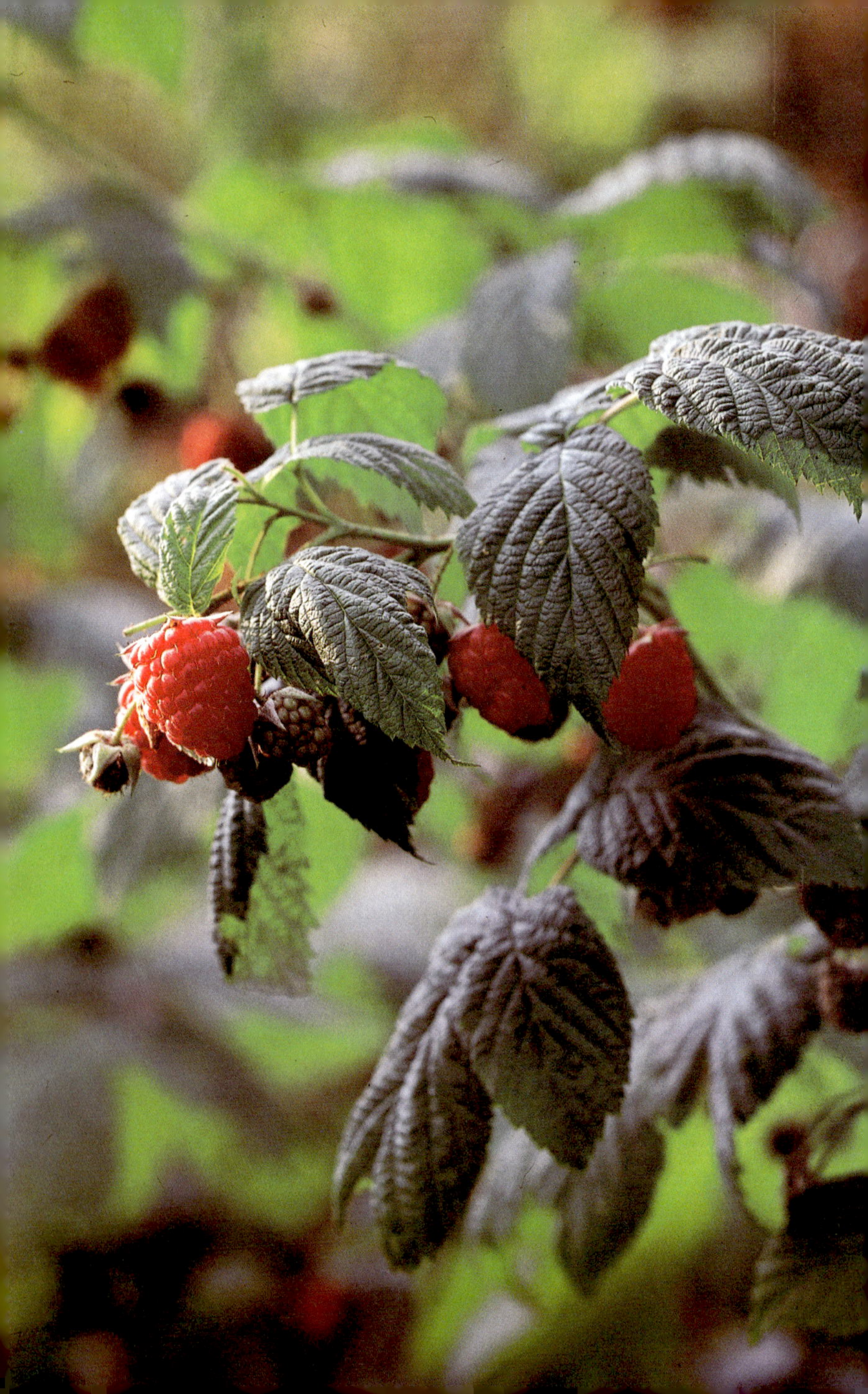

Haus- und Heiltees

Heilpflanzen können helfen, eine kurzfristig gestörte körperliche Harmonie wiederzuerlangen, indem sie direkt auf bestimmte Organe und Körperfunktionen einwirken und die Selbstheilungskräfte anregen.

Ein Tee für jeden Tag

Als Haustee besonders geeignet ist eine Mischung aus Brombeer- und Himbeerblättern. Diese Kombination ist wohlschmeckend und hat nur milde Heilwirkungen. Auch bei Dauergenuss sind keine unerwünschten Wirkungen zu befürchten. Der Tee lässt sich, da er kein Koffein enthält, zu jeder Tageszeit trinken. Man kann ihn mit Honig süßen oder mit Zitrone säuern. Pro Tasse Wasser 1 Teelöffel als Aufguss bereiten und 5 bis 10 Minuten ziehen lassen. Entweder Sie lassen sich diesen Tee in der Apotheke mischen, oder Sie stellen ihn selbst her.

Die fermentierten Teeblätter können auch im Backofen getrocknet werden. Damit die wertvollen Inhaltsstoffe möglichst optimal erhalten bleiben, sollte die Temperatur 35 °C nicht übersteigen.

Sammeln und fermentieren

Junge Brombeer- und Himbeerblätter sammelt man von Ende März bis Mitte Mai. Die frischen Blätter mischen (2 Teile Brombeer-, 1 Teil Himbeerblätter) und etwa 6 Stunden zum Anwelken stehenlassen. Anschließend das Gemisch mit einem Nudelholz zerdrücken, mit etwas Wasser befeuchten und in saubere Leinentücher gehüllt bei Zimmertemperatur gären lassen. Mit einsetzender Fermentierung entfaltet sich ein angenehmer Gärgeruch. Nach 2 Tagen wird der Inhalt des Tuchs zum Trocknen ausgebreitet. Die fertige Mischung lichtgeschützt und gut verschlossen lagern.

Variationen

Der Basistee aus Brombeer- und Himbeerblättern lässt sich sehr gut anreichern. Man kann eine Pflanze zur Geschmacksveränderung oder um eine bestimmte Heilwirkung zu erzielen hinzufügen:

- ▶ Hagebuttenfrüchte (zur Vitamin-C-Zufuhr und als Durstlöscher)
- ▶ Hibiskusblüten (angenehm fruchtig säuerlich und ebenfalls durstlöschend)
- ▶ Melissenblätter (beruhigend und ausgleichend)
- ▶ Orangenblüten (mild entspannend)
- ▶ Weiße Taubnesselblüten (bei Frauenbeschwerden)
- ▶ Birkenblätter (mild entwässernd, nicht länger als 4 Wochen anwenden)
- ▶ Linden- oder Holunderblüten (zur Erkältungsvorbeugung)
- ▶ Rosmarin (als morgendlichen Muntermacher)
- ▶ Wermutkraut (zur allgemeinen Stärkung und Anregung der Verdauung)
- ▶ Kümmelfrüchte (zur Blähungslinderung und zur Krampflösung)

Die Hausteemischung Brombeere/Himbeere wirkt leicht stopfend. Wer zu Verstopfung neigt, kann dies allerdings problemlos durch eine ballaststoffreiche Kost ausgleichen.

Auch mit anderen Pflanzen können Sie den Geschmack und die Wirkrichtung des Basistees verändern (z.B. Waldmeister, Thymian, Wacholder). Lesen Sie zuvor die Pflanzenbeschreibungen, damit Sie deren Wirkung einschätzen können.

Dosierung

Wird die Grundmischung ergänzt, so dosiert man immer 2/3 Basistee und 1/3 der jeweils hinzugenommenen Heilpflanze. Von dieser Mischung 1 bis 2 Teelöffel für 1 Tasse Wasser als Aufguss nehmen, und den Tee 5 bis 10 Minuten ziehen lassen.

Die Hausapotheke

Einige dieser eben genannten Heilpflanzen bilden, zusammen mit anderen, den Grundstock für die Hausapotheke. Bereits mit einem runden Dutzend der gebräuchlichsten Heilkräuter können Sie vielen Alltagsbeschwerden wirksam begegnen. Die Hausapotheke lässt sich individuell erweitern, je nachdem, welche Heilpflanzen für Sie wichtig sind. Viele Rezepte in diesem Buch bauen auf den Kräutern der Hausapotheke auf.

Zwar sind sachgerecht getrocknete Pflanzen und Pflanzenteile unbegrenzt haltbar, mit der Zeit verlieren aber ihre Inhaltsstoffe an Wirksamkeit. Bevorraten Sie sich deshalb nur mit kleineren Mengen.

Bibernellwurzel

Die wirksamen Inhaltsstoffe sind Saponine, Gerbstoffe und ätherische Öle. Die Indianer Nordamerikas achten die Bibernellwurzel als Kräftigungsmittel, ähnlich wie die Asiaten den Ginseng. Sebastian Kneipp hat ihre Wirkung so beschrieben: »Polizeimittel der oberen Atemwege, das fegt, säubert und Ordnung hält.«

▶ 1 bis 2 Teelöffel pro Tasse Wasser als Abkochung zum Gurgeln bei Halsentzündungen und als Hustentee (3 Tassen täglich). Bei Erschöpfung und Müdigkeit und zur Grippevorbeugung 1 bis 2 Teelöffel auf 1 Tasse Wasser als Aufguss (ebenfalls 3 Tassen täglich).

Blutwurz

Blutwurz ist sehr gerbstoffreich und hat zwei klar umrissene Anwendungsgebiete. Bei Mund-, Hals- und Rachenentzündungen ist sie ein hervorragendes Gurgelmittel (im Wechsel mit Kamille anwenden), außerdem gilt die Blutwurz als das beste pflanzliche Mittel gegen Durchfall.

▶ Zum Gurgeln und als Durchfalltee: 2 Teelöffel der Wurzel auf 1/2 Liter Wasser als Abkochung (15 Minuten kochen und 30 Minuten ziehen lassen). Stündlich gurgeln. Bei Durchfall mehrmals täglich 1 Tasse Tee trinken.

Eibischwurzel

Die in der Eibischwurzel enthaltenen Schleimstoffe legen sich schützend auf die Schleimhäute. Eibisch hilft bei allen Atemwegserkrankungen, vor allem bei akuter Bronchitis, sowie bei entzündlichen Magen-Darm-Beschwerden.

▶ Tee: 1 bis 2 Teelöffel pro Tasse Wasser als Kaltauszug, mehrmals täglich 1 Tasse trinken. Zum Gurgeln werden 1 bis 2 Teelöffel pro Tasse Wasser als Abkochung bereitet. Finden Sie heraus, welche Heilpflanze Ihnen bei Halsentzündungen am besten hilft: Eibischwurzel, Blutwurz, Bibernelle oder Kamille.

Das ätherische Öl des Fenchels eignet sich in verdünnter Form auch zur äußerlichen Anwendung. Bei Blähungen wird die Gegend rund um den Nabel sanft und mit kreisenden Bewegungen eingerieben.

Fenchelfrüchte

Sehr bekannt ist der Fenchel als Blähungsmittel, schon Säuglingen vermag er sanft Linderung zu verschaffen. Auf Magen und Darm wirkt Fenchel krampfstillend und beruhigend. Aber auch bei Husten kann diese Heilpflanze angezeigt sein, sie ist auswurffördernd und reizmindernd. Mit Fenchel lassen sich außerdem viele Tees geschmacklich gut abrunden.

▶ 1 Teelöffel pro Tasse Wasser als Aufguss, mehrmals täglich 1 Tasse trinken.

Hagebuttenfrüchte mit Samen

Die Hagebutte gehört in die Hausapotheke, weil sie sehr wohlschmeckend und vitaminreich ist. Außerdem wirkt sie mild harntreibend. Mit Hagebuttenfrüchten lässt sich der Geschmack vieler Tees verbessern, der hohe Vitamin-C-Gehalt (höher als bei Zitrone und Sanddorn) sorgt für ihre Abwehrkräfte steigernden Eigenschaften. Auch als morgendlichen Muntermacher kann man Hagebuttentee gut einsetzen.

▶ 1 Teelöffel Früchte (frisch oder getrocknet) pro Tasse als Aufguss mit nicht mehr kochendem Wasser. 20 Minuten ziehen lassen, 3-mal täglich 1 Tasse trinken.

Die Kamille gehört dazu

Kamillenblüten sind vielfältig einsetzbar und ein Muss in jeder Hausapotheke. Sie wirken:

- Wundheilend
- Entzündungslindernd
- Schleimhautschonend
- Antibakteriell
- Beruhigend
- Krampflösend

Lindenblüten

Ausgesprochen schweißtreibend, außerdem leicht krampflösend sind Lindenblüten. In ihnen wirken Flavonoide, Gerb- und Schleimstoffe. Man kann sie zur Erkältungsvorbeugung anderen Tees beimischen, bei akuten Zuständen verwendet man Lindenblüten als Einzeltee.

▶ 1 Teelöffel pro Tasse Wasser als Aufguss, mehrmals täglich 1 Tasse so heiß wie möglich trinken.

Linden blühen im Juni. Wenn Sie Ihre Lindenblüten selbst sammeln wollen, achten Sie darauf, die Blüten erst abzuschneiden, wenn sie voll entwickelt sind.

Löwenzahnwurzel und -kraut

Löwenzahn enthält Bitterstoffe, Saponine, Vitamin C und enzymatische Substanzen (Enzyme sind Eißweißstoffe, die für den Zellstoffwechsel von Bedeutung sind). Als Bittermittel regt er die Verdauungsdrüsen und die Gallensaftproduktion an. Außerdem wirkt er blutreinigend, harntreibend und stoffwechselumstimmend.

▶ 1 bis 2 Teelöffel pro Tasse Wasser als Kurzabkochung. 10 Minuten ziehen lassen, morgens und abends 1 Tasse.

Melissenblätter

Bei jeder Art von nervlicher Belastung und Störung ist die Melisse angezeigt. Melisse beruhigt bei Nervosität, Unruhe, nervösen Kopf-, Magen- und Herzbeschwerden sowie bei Schlafstörungen. Außerdem ist sie leicht blähungswidrig und entkrampfend.

▶ 2 Teelöffel pro Tasse Wasser als Aufguss, 10 bis 15 Minuten ziehen lassen, bei Bedarf 1 Tasse trinken.

Pfefferminzblätter

Mit ihrem hohen Gehalt an ätherischen Ölen, Gerb- und Bitterstoffen ist die Pfefferminze eine ausgesprochene Verdauungspflanze. Sie lindert Übelkeit und Brechreiz und regt die Gallenblase an. Ihres Wohlgeschmacks wegen (ihr ätherisches Öl enthält Menthol) ist sie als Einzeltee und in Teemischungen sehr beliebt.

▶ 1 bis 2 Teelöffel pro Tasse Wasser als Aufguss, 10 Minuten ziehen lassen. 3-mal täglich 1 Tasse warm und schluckweise trinken, am besten nach oder zwischen den Mahlzeiten.

Rosmarinblätter

Wer unter morgendlicher Antriebsschwäche, zu niedrigem Blutdruck und Müdigkeit leidet, hat im Rosmarin das richtige Kraut gefunden. In ihm wirkt vor allem das ätherische Öl. Da zudem die Magensekretion angeregt wird, hilft ein Tee aus Rosmarinblättern auch bei Blähungen und Völlegefühl. Vorsicht: Nicht in der Schwangerschaft anwenden, weil Rosmarin unter Umständen Wehen auslösen kann.

▶ 1 Teelöffel pro Tasse Wasser als Aufguss, 10 Minuten ziehen lassen, 3-mal täglich 1 Tasse trinken.

Anstatt nach einem zu üppigen, zu fetten oder unbekömmlichen Essen zu einem alkoholischen Magenbitter zu greifen, probieren Sie mal einen Bittertee aus Wermut.

Wermutkraut

Ist Ihnen ein reichhaltiges Essen nicht bekommen, leiden Sie unter Völlegefühl oder Gallenblasenbeschwerden, bietet sich der Wermut an. Er ist ein altes und bewährtes Magen- und Gallenblasenmittel. Außerdem steigert Wermut die Abwehrkräfte und wird deshalb auch bei grippalen Infekten begleitend empfohlen.

▶ 1 Teelöffel auf 1 Tasse Wasser als Aufguss, 10 Minuten ziehen lassen. Sie können auch einen Kaltauszug machen (anschließend leicht erwärmen). 3-mal täglich 1 Tasse warm trinken (für die Gallenblase nach dem Essen, für den Magen vor dem Essen).

Frühjahrs- und Herbstkuren

In den Bereich der Gesundheitsvorbeugung gehören regelmäßig durchgeführte Trinkkuren mit Heiltees, die blutreinigend und entwässernd wirken. Über Nieren und Darm werden schädliche Schlacken ausgeschieden. Eine Teekur dauert 1 bis 2 Wochen, die Übergangsjahreszeiten bieten sich dafür besonders an. Hinweis: Bei eingeschränkter Herz- und Nierentätigkeit sowie in der Schwangerschaft sollten Reinigungskuren nur nach ärztlicher Absprache durchgeführt werden.

Mit einer Teekur können Sie Frühjahrsmüdigkeit wirksam begegnen. Bringen Sie Ihren Kreislauf zusätzlich durch Bürstenmassagen, Wechselduschen und viel Bewegung an frischer Luft in Gang.

Wohlschmeckende Kurmischungen

Stoffwechselfördernd, reinigend
Schlüsselblumenblüten • Holundertriebe • Brennnessel- und Löwenzahnblätter
1 bis 2 Teelöffel pro Tasse Wasser als Aufguss, 6 Minuten ziehen lassen. Einige Tage lang jeweils 2 Tassen davon trinken.

Entwässernd, stoffwechselanregend
Löwenzahnwurzel und -kraut • Brennnesselkraut
Hagebuttenfrüchte • Birkenblätter
1 Teelöffel der Mischung pro Tasse Wasser als Aufguss, 10 Minuten ziehen lassen. 2 Wochen lang 2-mal täglich 1 Tasse davon trinken.

Entschlackend
Brennnesselkraut • Löwenzahnwurzel und -kraut
Birkenblätter • Schachtelhalmkraut • Erdrauchkraut
Melissenblätter • Faulbaumrinde
1 bis 2 Teelöffel der Mischung für 1 Tasse Wasser als Aufguss, 10 Minuten ziehen lassen. 1 Woche lang 2-mal täglich 1 Tasse davon trinken.

Gegen allgemeine Schwäche

Antriebslosigkeit, Müdigkeit, ein Gefühl der Abgeschlagenheit – viele Menschen kennen diese Symptome. Krank fühlen sie sich nicht, gesund und leistungsfähig aber genauso wenig. Liegen keine ernsthaften Gesundheitsstörungen vor (ärztlicherseits abklären lassen), können verschiedene Tees ausprobiert werden, die sich bei allgemeiner Schwäche sehr gut bewährt haben.

Rezepte für kräftigende Tees

Bei Bluthochdruck oder einem empfindlichen Magen sollte auf die Anwendung des unten stehenden dynamisierenden Tees verzichtet werden. Weichen Sie in diesen Fällen auf den belebenden Tee aus Gerstenkörnern und Rosmarin aus.

Ausgleichend
30 g Melissenblätter • 30 g Bockshornkleesamen
15 g Pfefferminzblätter
2 Teelöffel für 1 Tasse Wasser als Aufguss, 10 Minuten ziehen lassen. Trinken Sie 2 Wochen lang 3 Tassen täglich.

Belebend
50 g Gerstenkörner • 1–2 EL Rosmarinblätter
Die Gerste in 2 Litern Wasser 1 1/2 Stunden bei geringer Hitze kochen lassen, anschließend abseihen. Das Gerstenwasser nochmals zum Kochen bringen, die Rosmarinblätter dazu geben und 1/2 Stunde ziehen lassen. Über den Tag verteilt 3 Tassen davon trinken.

Dynamisierend
Enzianwurzel • Chinarinde • Ginsengwurzel
Rosmarinblätter • Eleutherokokkwurzel (auch bekannt als sibirischer Ginseng oder Taigawurzel)
1 Teelöffel der Mischung für 1 Tasse Wasser als Aufguss, 5 Minuten ziehen lassen. Täglich 2 Tassen warm und ungesüßt trinken.
Hinweis: Nicht bei Bluthochdruck oder einem empfindlichen Magen anwenden.

Stoffwechselanregend

Mateblätter • Pfefferminzblätter • Spargelwurzel Süßholzwurzel • Löwenzahnwurzel • Hagebuttensamen • Ringelblumenblüten

1 Teelöffel für 1 Tasse Wasser als Aufguss, 10 Minuten ziehen lassen und bei Bedarf 2 Tassen täglich trinken. Diesen gesunden, leber-, nieren- und kreislaufanregenden Erfrischungstee kann man heiß oder kalt trinken. Er ist einer der wenigen Tees in diesem Buch, die mehr als 5 Heilkräuter enthalten. In diesem Fall ist das sinnvoll, weil tatsächlich jede einzelne Pflanze zur abgerundeten Gesamtwirkung beiträgt. Die Mateblätter wirken belebend, Löwenzahn- und Spargelwurzel regen die Nieren zur Ausscheidung von Giftstoffen an, die Hagebuttensamen liefern Vitamin C, die Süßholzwurzel verleiht der Mischung ihre angenehme Süße, Pfefferminze verbessert den Geschmack und Ringelblumenblüten schützen die Magenschleimhäute. Bei Nierenerkrankungen, Gallenblasenleiden und Bluthochdruck sollte man diesen Tee nicht anwenden.

Dieser anregende Tee ist nicht für den Dauergebrauch bestimmt. Genießen Sie ihn nur tageweise, und pausieren Sie zwischen den Anwendungen einige Wochen.

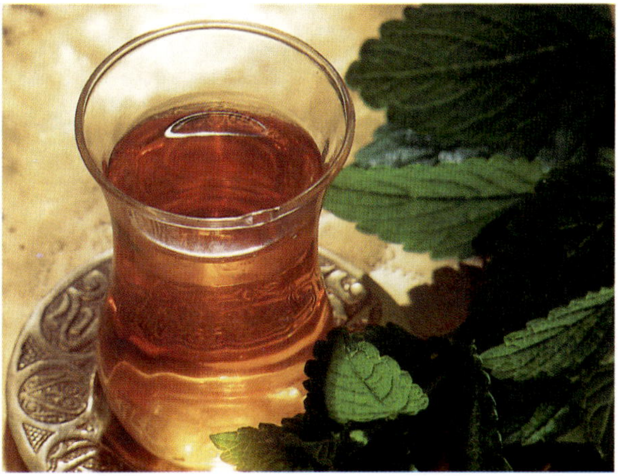

Schmackhaft im Salat und auf der Pizza, als Heiltee kräftigend und belebend: Melisse.

Anregung und Vitalisierung

Seit Jahrhunderten werden Heilpflanzen auch zur Steigerung der sexuellen Lust eingesetzt. In der Volksmedizin gelten Knoblauch, Zwiebeln, Sellerie, Spargel, Brennnesselsamen, Puffbohnen, Bohnenkraut und Liebstöckelwurzeln als aphrodisierend. Auch dem Ginseng werden solche Wirkungen nachgesagt. Allen Pflanzen ist gemeinsam, dass sie allgemein kräftigend wirken und zu einer vitalen Ausstrahlung beitragen. In diesem Sinne werden sie durchaus ihrem Ruf als Lustmacher gerecht. Denn was ist anziehender als ein glücklicher, vitaler Mensch?

Bei Heilkräutern, die man in der Apotheke kauft, sind Qualität und Wirkstoffgehalt gesichert. Das gewährleisten regelmäßig durchgeführte Stichproben.

Teemischungen für Männer

Tonisierend
80 g Damianablätter • 30 g Ginsengwurzel
20 g Echinaceablätter
2 Esslöffel für 1/2 Liter Wasser als Kurzabkochung (5 Minuten), 2-mal täglich 1 Tasse dieser Mischung zu sich nehmen.

Aphrodisierend, harntreibend
Spargel
Dieses Rezept stammt aus der indischen Ayurveda-Medizin: Über einen Zeitraum von 3 Wochen täglich 5 bis 10 Gramm pulverisierten Spargel in Milch gelöst einnehmen.

Anregend
80 g Damianablätter • 50 g Weidenröschenkraut (mit Blüte) • 40 g Walnussblätter • 30 g Brennnesselblätter
3 Esslöffel für 3/4 Liter trockenen Weißwein als Abkochung (12 Minuten). Täglich 1 Glas trinken.

Teemischungen für Frauen

Vitalisierend
Bohnenkraut
2 Teelöffel für 1 Tasse Wasser als Aufguss. Täglich 1 Tasse trinken.

Mild anregend
Liebstöckelwurzel
2 Teelöffel fein geschnittene Wurzel mit 1 Tasse kaltem Wasser übergießen, bis zum Siedepunkt erhitzen und abseihen. Täglich 1 bis 2 Tassen trinken.

Entspannend, kräftigend
Eisenkraut • *Kamillenblüten* • *Teufelsabbisskraut* • *Himbeerblätter* • *Brennnesselblätter* • *Ginsengwurzel*
1 Teelöffel der Mischung für 1 Tasse Wasser als Aufguss. 2-mal täglich 1 Tasse trinken.

In manchen Gegenden ist Liebstöckel auch unter dem Namen »Mannskraut« bekannt. In früheren Zeiten trugen Mädchen ein Säckchen Liebstöckelkraut unter dem Mieder, um die Liebe junger Männer zu wecken.

Vorbeugen – nicht nur durch Tees

- Unser tägliches Leben ist durch Bewegungsmangel und zu viele sitzende Tätigkeiten gekennzeichnet. Auch das macht müde und antriebsschwach. Regelmäßige sportliche Betätigung – Ausdauergymnastik, Rad fahren, Wandern – sorgt für Vitalität und Ausgeglichenheit.
- Auch bei der Ernährung liegt vieles im Argen. Wir essen zu viel, zu fett, zu süß und zu salzig. Mit einer abwechslungsreichen Kost – viel Gemüse, Obst und Getreide, weniger Süßes, Fleisch, Wurst, Eier und Käse – kann man gesundheitlichen Beeinträchtigungen (z. B. durch verengte Gefäße) wirksam begegnen.
- Härten Sie sich ab. Starke Temperaturreize – Sauna, Dampfbad, heiß-kalte Wechselduschen – stabilisieren den Kreislauf und kurbeln den gesamten Stoffwechsel an.

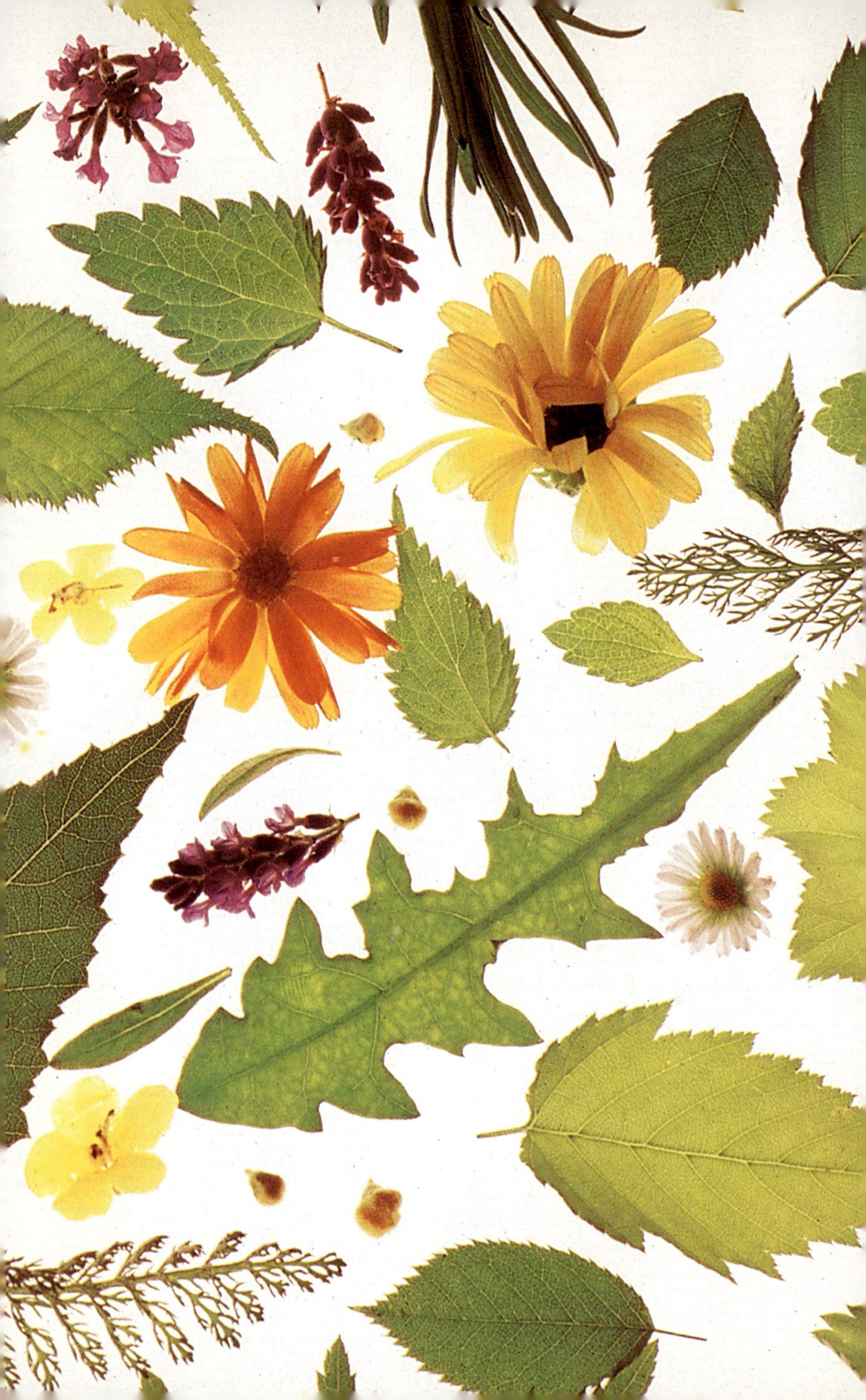

Sanfte Hilfe bei Beschwerden

Gegen alles ist ein Kraut gewachsen, zumindest gegen all jene Beschwerden, die aus einer insgesamt ungesunden Lebensweise resultieren. Psychische oder körperliche Überbeanspruchung, unausgewogene Ernährung, Bewegungsmangel, Alkohol- und Nikotinmissbrauch – das sind die Faktoren, die die körpereigene Abwehr schwächen und krankheitsanfällig machen.

Stichwort »Zivilisationskrankheiten«

Dieses Kapitel behandelt häufig auftretende Erkrankungen und Befindlichkeitsstörungen, denen man mit der Verabreichung von Heiltees wirksam begegnen kann. Schlafprobleme können damit ebenso behandelt werden wie ständig wiederkehrende Erkältungen oder chronische Verdauungsbeschwerden. Bei wiederholten Entzündungen im Mundbereich helfen Heilpflanzen genauso gut wie bei innerer Unruhe und Nervosität, und auch Blasenentzündungen kann man damit wirksam begegnen.

Treten die gleichen Beschwerden immer wieder auf, muss unbedingt geklärt werden, dass ihnen keine ernsten Ursachen zugrunde liegen. Begeben Sie sich in solchen Fällen in ärztliche oder heilpraktische Behandlung.

Ein kurzer Wegweiser

Die einzelnen Abschnitte zu den Beschwerdebildern sind folgendermaßen aufgebaut:

- Erläuterung zur Funktionsweise der einzelnen Organe oder Organbereiche
- Beschreibung und Hinweise zur Anwendung der jeweils infrage kommenden Pflanzen (alphabetisch geordnet)
- Rezepte für Teemischungen

Die Atemwege

Die Atmungsorgane – Nase und Nebenhöhlen, Rachen und Kehlkopf, Luftröhre und Bronchien – sind mit einer speziellen Schleimhaut ausgestattet. Diese Schleimhaut wärmt die eingeatmete Luft, befeuchtet und reinigt sie. Über die Lungenbläschen gelangt der lebensnotwendige Sauerstoff aus der Luft ins Blut und von dort in alle Körperzellen. Mit der Ausatemluft wird das Stoffwechselabbauprodukt Kohlendioxid ausgeschieden.

Bei chronischen Atemwegsbeschwerden wirkt eine Luftveränderung oft Wunder. Vor allem das Reizklima an der See empfiehlt sich hier. Ein Kuraufenthalt sollte mindestens drei Wochen dauern.

Auf Staub und andere Schadstoffe reagiert die Schleimhaut mit vermehrter Schleimproduktion. Auf ihrer Oberfläche befinden sich unzählige kleine Härchen, die die eingeschleimten Staubteilchen wieder nach außen befördern.

Husten ist als eine Art Reflex, als Vestärkung der Selbstreinigungsfunktion zu verstehen. Mit seiner Hilfe versucht der Körper, die Atemwege wieder frei zu bekommen, sie von Fremdkörpern (Staub, Nahrungsteilchen) oder übermäßigem Schleim (z. B. bei entzündeten Bronchien) zu befreien.

Überlastete Abwehrfunktionen

Die Qualität unserer Atemluft hat sich durch die industrielle Luftverschmutzung, vor allem aber durch das hohe Verkehrsaufkommen und die damit verbundene starke Abgasbelastung verschlechtert. Die Folge: Die Abwehrfunktionen der Schleimhaut brechen wegen Überbelastung oft zusammen. Der Körper wird erkältungsanfälliger, es kommt vermehrt zu Entzündungen der Atemwege mit Husten und Schnupfen. Aber auch chronischer Husten und chronische Nebenhöhlenentzündungen sowie allergische Krankheiten wie Heuschnupfen und Bronchialasthma sind häufiger geworden.

Schleimhaltige Pflanzen

Zu Beginn einer Erkältung hat sich meist noch kein körpereigener Schleim gebildet. In diesem Stadium sind schleimhaltige Pflanzen wirkungsvoll. Sie beruhigen die entzündeten Atemwege und lindern akuten Reizhusten.

Eibischwurzel (Schleimstoffe, Flavonoide)
Der Schleim der Eibischwurzel (10 bis 20 Prozent) wird durch Kaltauszug gewonnen. Die Wurzel findet bei akuten Entzündungen der oberen Luftwege mit trockenem Hustenreiz Verwendung. Auch lindert sie chronische Reizzustände bei Asthma.

▶ 2 Teelöffel für 1 Tasse Wasser als Kaltauszug (8 Stunden ziehen lassen). 3-mal täglich 1 Tasse trinken.

Huflattich (Schleim-, Gerb- und Bitterstoffe, Flavonoide)
Für alle Formen chronischer Atemwegserkrankungen, aber auch bei akutem Reizhusten ist Huflattich eine wichtige Heilpflanze. Am besten gleich morgens auf nüchternen Magen 1 Tasse Huflattichtee trinken, desgleichen abends vor dem Einschlafen.

▶ 1 Teelöffel für 1 Tasse Wasser als Aufguss, 3-mal täglich 1 Tasse trinken.

Im Huflattich wurden Spuren von Pyrrolizidinalkaloiden nachgewiesen, die als Krebs erregend gelten. Deshalb sollte man Huflattich nur einige Tage und in niedriger Dosierung anwenden.

Weitere Maßnahmen bei Husten

- Verrauchte Räume und Zugluft meiden
- Für ausreichend Luftfeuchtigkeit sorgen
- Zur stetigen Schleimhautbenetzung warme Getränke schluckweise zu sich nehmen
- Verdunstungsschalen mit ätherischen Ölen aufstellen (Eukalyptus-, Fichtennadel- oder Latschenkiefernöl)
- Abends die Brust mit Bronchialbalsam einreiben

Isländisch Moos (Schleim- und Bitterstoffe)
Besonders geeignet ist Isländisch Moos bei eher chronischen Katarrhen der oberen Luftwege mit immer wieder aufflackernden Reizerscheinungen. Durch ihren Gehalt an Bitterstoffen ist die Pflanze auch zur Kräftigung bei lang andauernden, schwächenden Krankheiten angezeigt.

▶ 1 Teelöffel Isländisch Moos mit 1 Tasse kaltem Wasser übergießen, zum Sieden bringen und abseihen. Mehrmals täglich 1 Tasse schluckweise trinken.

Die schöne, hochwüchsige Königskerze wird auch Fackelblume genannt. Früher wurde der filzig behaarte Stängel, wenn er getrocknet war, als Fackel benutzt.

Königskerzenblüten (Schleimstoffe und Saponine)
Sowohl schleimlösend als auch reizmildernd wirken Königskerzenblüten. Am besten verwendet man sie, wenn die Bronchitis nicht mehr akut ist sowie bei mit starkem Reizhusten verbundener chronischer Bronchitis. Begleitend kann sie auch bei Bronchialasthma eingesetzt werden. Da die in ihr enthaltenen Saponine fiebersenkend und schweißfördernd wirken, hilft sie auch bei Atemwegserkrankungen, die von Fieber begleitet sind.

▶ 2 Teelöffel für 1 Tasse Wasser als Aufguss (stark schleimlösend) oder 1 Esslöffel für 1 Tasse Wasser als Kaltauszug (eher reizmildernd). 3-mal täglich 1 Tasse zu sich nehmen.

Spitzwegerichblätter (Schleim-, Gerb- und Bitterstoffe, Kieselsäure, Vitamin C)
Der Spitzwegerich ist zwar schleimhaltig, wirkt aber gleichzeitig schleimlösend und auswurffördernd. Besonders gut kann die reizmildernde, schwach antibakteriell wirkende Heilpflanze bei Bronchitis und Luftröhrenkatarrh eingesetzt werden. Auch hilft sie bei Entzündungen von Magen und Darm und ist wegen der in ihr enthaltenen Kieselsäure wunderbar aufbauend.

▶ 2 Teelöffel für 1 Tasse Wasser als Aufguss, 3-mal täglich 1 Tasse zu sich nehmen.

Schleimhaltige Teemischungen

Beruhigend, auswurffördernd
25 g Eibischwurzel • 20 g Isländisch Moos • 20 g Anisfrüchte • 20 g Fenchelfrüchte • 15 g Lindenblüten
2 Teelöffel der Mischung für 1 Tasse Wasser als Aufguss, 10 Minuten ziehen lassen. 2 weitere Teelöffel 3 Stunden lang kalt ausziehen. Beide Flüssigkeiten zusammenschütten und täglich 3 bis 4 Tassen warm und mit Honig gesüßt trinken.

Reizmildernd, hustenlösend
Isländisch Moos • Süßholzwurzel • Eibischwurzel
2 Teelöffel der Mischung für 1 Tasse Wasser als Aufguss, täglich 3 Tassen heiß und schluckweise zu sich nehmen.

Nicht schweißtreibend
30 g Schafgarbenkraut • 15 g Eibischwurzel • 15 g Spitzwegerichkraut • 15 g Salbeiblätter • 15 g Lungenkraut
1 Teelöffel für 1 Tasse Wasser als Aufguss, täglich 3 bis 4 Tassen langsam trinken.

Bei Infektanfälligkeit
15 g Malvenblüten • 15 g Lindenblüten • 15 g Spitzwegerichkraut • 15 g Isländisch Moos • 10 g Holunderblüten 10 g Thymiankraut
1 bis 2 Teelöffel der Mischung für 1 Tasse Wasser als Aufguss. Über den Tag verteilt 2 bis 3 Tassen zwischen den Mahlzeiten trinken.

60 g Eibischwurzel • 20 g Süßholzwurzel • 10 g Anisfrüchte • 10 g Primelwurzel
2 Teelöffel für 1 Tasse Wasser als Aufguss, 3 Tassen täglich trinken.

Bei akutem Reizhusten hilft auch eine Mischung zu gleichen Teilen aus Malvenblättern, Königskerzenblüten, Lungen- und Spitzwegerichkraut – 2 Teelöffel für 1 Tasse Wasser als Aufguss.

Auswurffördernde Pflanzen

Im Verlauf von Atemwegserkrankungen kommt es meist zu vermehrter Schleimbildung. In Nebenhöhlen, Bronchien und Lungen staut sich zäher Schleim. Jetzt hilft eine Gruppe von Heilpflanzen, die den Schleim verflüssigt und den Auswurf fördert. Zu diesen, Expektoranzien genannten Hustenmitteln gehören Pflanzen, die Saponine und ätherische Öle enthalten.

Tees gegen langwierige Atemwegsbeschwerden wird gern Lungenkraut beigemischt. Es enthält gewebeaufbauende Kieselsäure und wirkt mild schleimlösend.

Alantwurzel (Schleim- und Bitterstoffe, ätherische Öle)
Die Alantwurzel ist krampf- und schleimlösend, daher lässt sie sich bei chronischem und Reizhusten erfolgreich einsetzen. Wegen ihrer kräftigenden Bitterstoffe hilft sie vor allem auch dann, wenn das Allgemeinbefinden stark beeinträchtigt ist.

▶ 1 bis 2 Teelöffel für 1 Tasse Wasser, 5 Minuten bei geringer Hitze kochen, anschließend 15 Minuten ziehen lassen. 3-mal täglich 1 Tasse trinken

Anisfrüchte (ätherische Öle)
Seines angenehmen Geschmacks wegen ist Anis in vielen Hustenteemischungen enthalten. Er ist ein mild beruhigendes, leicht schleimlösendes Hustenmittel, sein ätherisches Öl wird teilweise über die Lunge ausgeschieden.

▶ 1 Teelöffel der zerdrückten Früchte auf 1 Tasse Wasser als Aufguss. 10 Minuten ziehen lassen. Mehrmals täglich 1 Tasse trinken.

Edelkastanienblätter (Saponine, Gerbstoffe, Flavonoide)
Seit Jahrhunderten werden Edelkastanienblätter zur Schleimlösung bei Atemwegserkrankungen eingesetzt.

▶ 2 Teelöffel mit 1 Tasse kaltem Wasser übergießen und zum Kochen bringen. 1 Minute kochen lassen und abseihen. 2- bis 3-mal täglich 1 Tasse zu sich nehmen.

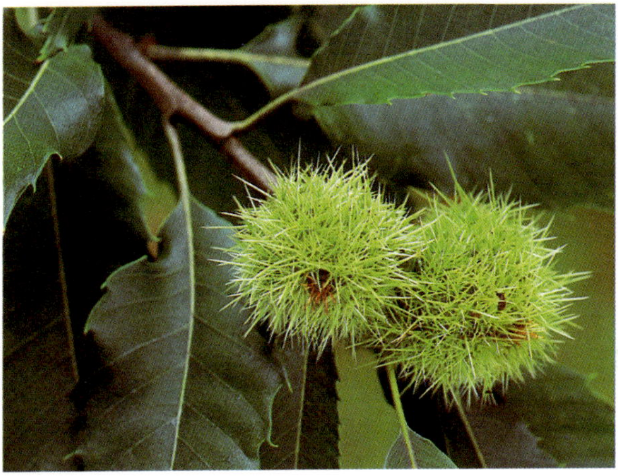

Nicht nur eine Zierde für Biergärten und Parks: Die Edelkastanie liefert schleimlösende Wirkstoffe in ihren Blättern.

Primelwurzel und -blüten (Saponine, Gerbstoffe, ätherische Öle, Kieselsäure)

Die Primel gehört zu den wichtigsten schleimlösenden und auswurffördernden Pflanzen. Ihre harntreibende Wirkung entlastet zudem den Kreislauf und reinigt das Blut. Die Primel, besser bekannt als Schlüsselblume, ist besonders bei sich hinziehendem Husten mit wenig Auswurf angezeigt.

▶ 1 bis 2 Teelöffel der Wurzel mit 1 Tasse kaltem Wasser übergießen, erhitzen und 5 Minuten sieden lassen. Täglich 2 bis 3 Tassen trinken.

Süßholzwurzel (Glykoside, Flavonoide)

Schon in der Antike war die Süßholzwurzel als Heilpflanze sehr beliebt. Sie wirkt schleim- und krampflösend, auswurffördernd und entzündungshemmend. Ihrer Süße wegen wird sie gern zur Geschmacksverbesserung eingesetzt.

▶ 1 Teelöffel in einen Topf geben, mit 1 Tasse kochendem Wasser übergießen, 5 Minuten sieden lassen. 2- bis 3-mal täglich 1 Tasse trinken (nach den Mahlzeiten).

Auch die Wurzel des Seifenkrauts wirkt auswurffördernd. Sie wird allerdings heute nicht mehr häufig verwendet. Außerdem regt Seifenkraut die Verdauung an und ist harntreibend.

Auswurffördernde Teemischungen

Krampflösend, auswurffördernd
40 g Alantwurzel • 25 g Thymian • 15 g Primelwurzel
1 gehäufter Teelöffel für 1 Tasse Wasser. Kalt ansetzen, bis zum Sieden erhitzen und 1 knappe Minute ziehen lassen. 3-mal täglich 1 Tasse trinken.

Für akuten und chronischen Husten
Edelkastanienblätter • Anisfrüchte • Süßholzwurzel Alantwurzel • Spitzwegerichblätter
1 Teelöffel für 1 Tasse Wasser, 3 Minuten bei geringer Hitze kochen, anschließend 5 Minuten ziehen lassen. 3-mal täglich 1 Tasse davon zu sich nehmen.

Bei Keuchhusten ist die Verabreichung krampflösender Tees eine begleitende Maßnahme. Dieser Krampfhusten mit Atemnoterscheinungen muss immer ärztlich behandelt werden.

Bei chronischer Bronchitis
Lungenkraut • Spitzwegerichblätter • Isländisch Moos
1 Teelöffel für 1 Tasse Wasser. Erhitzen, 10 Minuten bei geringer Hitze kochen und 10 Minuten ziehen lassen. 2 bis 3 Wochen 3-mal täglich 1 Tasse trinken.

Krampflösende Heilpflanzen

Die Behandlung von Husten, der stark von Krämpfen begleitet ist, erfordert besondere Heilpflanzen. Speziell bei Keuchhusten (dabei sollte immer ein Arzt zurate gezogen werden) ist dies der Fall. Krampflösend wirken vor allem folgende Pflanzen:

Efeublätter (Saponine, Glykoside)
Efeublätter werden gegen Krampf- und Keuchhusten eingesetzt, weil sie entkrampfend, beruhigend sowie mild auswurffördernd wirken.

▶ 1 Teelöffel Efeublätter für 1 Tasse Wasser. Erhitzen, 2 Minuten kochen und 5 Minuten ziehen lassen. 2- bis 3-mal täglich 1 Tasse trinken.

Sonnentaukraut (Gerbstoffe, Flavonoide, Enzyme)
Bei Keuchhusten und Bronchialasthma hat sich auch das Sonnentaukraut bewährt. Vor allem in Kombination mit Thymian kann es seine krampflösenden und hustenreizlindernden Eigenschaften entfalten.

▶ 1 Teelöffel für 1 Tasse Wasser als Aufguss. 3-mal täglich 1 Tasse davon trinken.

Thymiankraut (ätherische Öle, Flavonoide, Saponine, Gerb- und Bitterstoffe)
Aufgrund seiner großen Wirkstoffpalette zählt der echte Thymian zu den wichtigsten pflanzlichen Hustenmitteln, die uns zur Verfügung stehen. Es sind in der Hauptsache die ätherischen Öle, die seine krampflösende und desinfizierende Wirkung ausmachen.

▶ 1 Teelöffel für 1 Tasse Wasser als Aufguss, mehrmals täglich 1 Tasse trinken.

Aus Primelblüten, Sonnentau- und Thymiankraut (Mischung zu gleichen Teilen) kann man einen weiteren krampflösenden Tee bereiten: 2 Teelöffel für 1 Tasse Wasser als Aufguss.

Krampflösende Teemischungen

Stark krampflösend
Thymiankraut • Sonnentaukraut • Anisfrüchte Mannstreukraut
1 Teelöffel für 1 Tasse Wasser als Aufguss. 20 Minuten ziehen lassen, mehrmals täglich 1 Tasse heiß trinken.

Beruhigend, schleimlösend
Fenchelsamen • Spitzwegerichkraut • Süßholzwurzel
1 bis 2 Teelöffel für 1 Tasse Wasser als Aufguss, 10 Minuten ziehen lassen, mehrmals täglich 1 Tasse trinken.

Reizmildernd, krampflösend
Alantwurzel • Efeublätter • Stiefmütterchenkraut
2 Teelöffel für 1 Tasse Wasser. Kurz aufkochen und 10 Minuten ziehen lassen, 2 bis 3 Tassen über den Tag verteilt trinken.

Blase und Nieren

Unsere Nieren haben die lebenswichtige Funktion, Harn zu bilden und auszuscheiden. Sie befreien den Organismus von Stoffwechselschlacken und Giften wie Harnstoff und Harnsäure. Außerdem halten sie Menge und chemische Zusammensetzung der Körperflüssigkeiten konstant. Wie ein Klärwerk filtern sie alles aus dem Blut heraus, was zu viel wird oder schädlich sein könnte. Dies geschieht etwa 60-mal am Tag. Die Wassermenge in unserem Körper wird auf gleichem Niveau gehalten, indem die Nieren je nach Notwendigkeit die Harnausscheidung vermindern oder steigern.

Von den Nieren fließt der Harn durch die Harnleiter zur Blase, wo er gesammelt und durch die Harnröhre ausgeschieden wird. Durchschnittlich werden ein bis zwei Liter Harn pro Tag ausgeschieden. Starkes Schwitzen kann die Harnmenge auf einen halben Liter sinken lassen, bei reichlichem Trinken steigt sie auf mehrere Liter an.

In der Niere ermöglichen unzählige Blutgefäße und Nierenkanälchen die lebensnotwendige Filterfunktion dieses Organs.

Zwei Liter täglich

Wenn dem Körper nicht genügend Flüssigkeit zugeführt wird, kann es zu einer Beeinträchtigung der Ausscheidungs- und Entgiftungsfunktion der Nieren kommen. Der Harn muss dann stärker konzentriert werden, um alle Giftstoffe zu entfernen. Mindestens zwei, besser drei Liter sollte ein Erwachsener deshalb täglich trinken – am besten in Form von ungesüßtem Tee und Mineralwasser. Dünnerer Harn erschwert auch die Auskristallisation von Harnsalzen, dadurch kommt es weniger häufig zur Bildung von Blasen- und Nierensteinen. Als weitere Risikofaktoren für deren Entstehung gelten eine falsche Ernährung sowie der Dauergebrauch von schmerzstillenden Medikamenten.

Die Trinkgewohnheiten ändern

Folgende Maßnahmen können helfen, wenn Sie zu wenig trinken:

- Trinken Sie nicht nur dann, wenn Sie Durst verspüren. Durst signalisiert lediglich den akuten Flüssigkeitsbedarf.
- Nehmen Sie vor jeder Mahlzeit ein großes Glas Wasser zu sich.
- Bereiten Sie morgens ein bis zwei Liter eines angenehm schmeckenden Trinktees (beispielsweise Hagebutten- oder Hibiskustee), füllen Sie ihn in eine Warmhaltekanne, und stellen Sie ihn in Sichtweite. Trinken Sie in regelmäßigen Abständen immer wieder eine Tasse davon.
- Führen Sie so lange Buch über Ihre tägliche Trinkmenge, bis Ihnen Ihre neuen Gewohnheiten zur Selbstverständlichkeit geworden sind.

Blasenentzündung und Prostatabeschwerden

Die Blase ist sehr kälteempfindlich. Aus anatomischen Gründen reagieren besonders Frauen auf Unterkühlung leicht mit einer Blasenentzündung. Gefährlich ist das Aufsteigen der Entzündung über die Harnwege zu den Nieren. Die ersten Anzeichen einer Blasenentzündung sind schmerzhaftes Wasserlassen und geringe Urinmengen. Trinken Sie in diesem Fall desinfizierende, leicht harntreibende Tees, gönnen Sie sich außerdem Wärme und Ruhe. Suchen Sie unbedingt einen Arzt auf, wenn es nach drei Tagen zu keiner Besserung gekommen ist oder wenn Sie Fieber und starke Schmerzen bekommen. Möglicherweise muss dann ein Antibiotikum verordnet werden.

Bei rund der Hälfte aller Männer, die älter als 50 Jahre sind, ist die Prostata vergrößert. Sie leiden mehr oder minder ausgeprägt unter verstärktem Harndrang bei abnehmendem Wasserstrahl. So lange nicht operiert werden muss, können verschiedene Heilpflanzen lindernd wirken.

Viele Frauen leiden immer wieder unter schmerzhaften Blasenentzündungen mit starken Schmerzen bei der Harnentleerung. Vorbeugend empfiehlt sich, Füße und Unterleib stets gut warm zu halten.

Pflanzen für Blase und Nieren

Die meisten nieren- und blasenwirksamen Heilpflanzen vermehren die Urinausscheidung, sorgen also für einen Durchspüleffekt. Dadurch kann der Bildung von Steinen vorgebeugt werden. Tees aus Heilpflanzen, die wassertreibend (diuretisch) wirken, sind nicht für den Dauergebrauch geeignet und sollten nur nach ärztlicher oder heilpraktischer Absprache angewendet werden. Dies gilt vor allem für Menschen, die aufgrund einer eingeschränkten Tätigkeit von Herz oder Nieren unter Ödemen (Wasseransammlungen) leiden. Auch Schwangere sollten auf diuretische Tees verzichten.

Da die Gerbstoffe der Bärentraube den Magen reizen können, sollte man den Tee nach dem Essen trinken. Schleimhautschonend ist es, Bärentrauben- und Kamillentee im Wechsel anzuwenden.

Bärentraubenblätter (Gerbstoffe, Flavonoide, Glykoside)
Die Bärentraube ist eine wirksame Pflanze gegen Blasenentzündung, besonders im Anfangsstadium. Die Blätter helfen bei akuten und chronischen Blasenentzündungen oder -reizungen. Oft können sie ein Ausweiten der Entzündung verhindern, so dass keine Antibiotika eingenommen werden müssen. Sie helfen zuweilen auch bei Nierenentzündungen und fördern die Entgiftung des Körpers.

▶ 1 Teelöffel für 1 Tasse Wasser als Kaltauszug, 12 bis 24 Stunden ziehen lassen und abseihen. 1 Woche lang 2 bis 3 Tassen täglich trinken (leicht angewärmt). Nicht in der Schwangerschaft und Stillzeit zu sich nehmen.

Buccoblätter (ätherische Öle, Flavonoide)
Ähnliche Heilwirkungen wie die Bärentraube haben Buccoblätter. Außerdem regen sie die Harnausscheidung mild an.

▶ 1 Teelöffel mit 1 Tasse Wasser kalt ansetzen, erhitzen, 3 Minuten kochen lassen und abseihen. 2- bis 3-mal täglich 1 Tasse davon trinken.

Hauhechelwurzel (Saponine, Gerbstoffe, Flavonoide)
In zahlreichen Mischungen zur Blutreinigung und Durchspülung ist die harntreibende Hauhechelwurzel enthalten. Ihre Wirkung ist allerdings eher kurzfristig, sie lässt nach einigen Tagen nach.

▶ 2 Teelöffel mit 1 Tasse noch nicht siedendem Wasser aufgießen, 10 Minuten ziehen lassen und abseihen. Von einer Abkochung, wie sie in vielen Kräuterbüchern empfohlen wird, ist abzuraten, eine solche bewirkt nämlich das Gegenteil des gewünschten Effekts.

Orthosiphonblätter (Flavonoide, Saponine, ätherische Öle, Gerbstoffe, Kalium)
Im indischen Raum finden Orthosiphonblätter bei Krankheiten der Harnwege schon seit langem Verwendung. Bei Blasen- und Nierenleiden sowie bei Wasseransammlungen im Gewebe wirken sie leicht entwässernd. Außerdem fördern sie die Ausscheidung von Kochsalz und stickstoffhaltigen Substanzen. Diese Wirkung ist bei chronischen Nierenentzündungen von Bedeutung.

▶ 1 Teelöffel als Aufguss, 30 Minuten ziehen lassen. 1- bis 3-mal täglich 1 Tasse zu sich nehmen.

Schon seit dem Mittelalter gilt die Goldrute als Nierenmittel ersten Ranges. Sie wirkt entwässernd, entzündungshemmend und leicht krampflösend. Auch bei Dauergebrauch ist sie gut verträglich (2 Teelöffel für 1 Tasse Wasser als Aufguss).

Hier helfen harntreibende Heiltees

- Bei entzündlich bedingten Erkrankungen von Blase, Harnwegen und Nierenbecken; durch Trinkkuren werden Bakterien ausgespült
- Zur Vorbeugung, um die Bildung von Steinen in Blase und Nieren zu verhindern
- Zur Blutreinigung und Umstimmung bei Stoffwechselkrankheiten und rheumatischen Beschwerden
- Nach operativer Steinentfernung

Petersilie – auch zum Trinken. Sie regt die Harnausscheidung an und fördert die Nierenfunktion.

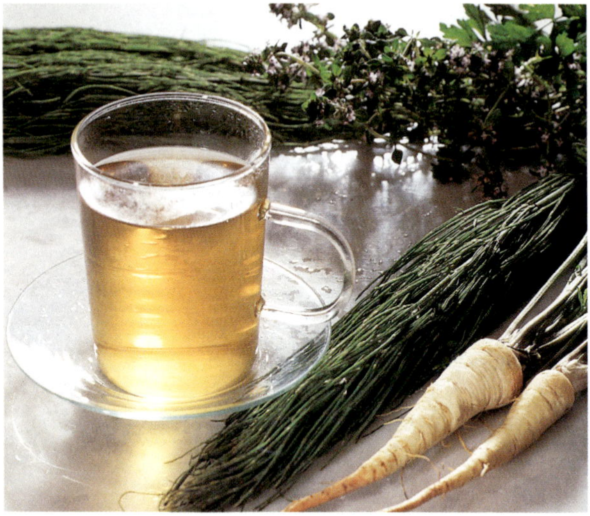

Die Petersilie ist ein vielfältig einzusetzendes Heilkraut. Petersilienblätterauflagen lindern den Juckreiz bei Insektenstichen, als Teeaufguss helfen die Blätter bei Appetitmangel und Übelkeit.

Petersiliensamen (ätherische Öle, Gerbstoffe, Glykoside, Vitamin C)
Petersiliensamen regen die Harnausscheidung kräftig an und werden zur Durchspülung sowie bei chronischen Blasenkrankheiten eingesetzt: Da sie Wehen auslösend sind, nicht in der Schwangerschaft anwenden, genauso wenig bei entzündlichen Nierenleiden.
▶ 1 Teelöffel für 3 Tassen Wasser als Aufguss. Den Tee über den Tag verteilt trinken.

Preiselbeerblätter (Gerbstoffe, Flavonoide, Glykoside)
Bei entzündlichen Blasenleiden zeigen Preiselbeerblätter gute Wirkungen. Diese sind zwar nicht so ausgeprägt wie bei Bärentrauben, dafür sind Preiselbeerblätter für den Magen bekömmlicher.
▶ 2 Teelöffel für 1 Tasse Wasser als Kaltauszug. 10 bis 12 Stunden ziehen lassen, abseihen und leicht angewärmt trinken. Von diesem Tee morgens und abends je 1 Tasse zu sich nehmen.

Queckenwurzel (Schleimstoffe, Saponine, Kieselsäure)
Die Queckenwurzel wirkt leicht wassertreibend und hilft gegen Mikroben. Vor allem in Blutreinigungstees findet sie Verwendung, aber auch zur Entwässerung bei vergrößerter Prostata.

▶ 2 Teelöffel für 1 Tasse Wasser. Kalt ansetzen, bis zum Sieden erhitzen und abseihen. 3 Tassen über den Tag verteilt zu sich nehmen.

Für viele ist die Quecke noch immer nicht mehr als ein lästiges Unkraut, das es aus dem Garten zu verbannen gilt. Da ihre dünnen Wurzelstöcke eine enorme Wuchskraft haben, lässt sie sich allerdings kaum vertreiben.

Spargelwurzel (Saponine, Flavonoide, Asparagin)
Spargel ist wassertreibend und leicht abführend. Deshalb eignet er sich gut zur Blutreinigung. Auffällig ist, dass der Harn bei Menschen mit entsprechender genetischer Veranlagung nach dem Genuss von Spargel einen ganz charakteristischen Geruch annimmt. Dies ist auf das in ihm enthaltene Asparagin zurückzuführen.

▶ 2 Teelöffel mit 1 Tasse kaltem Wasser übergießen, zum Sieden bringen und abseihen. 10 Tage lang 2 bis 3 Tassen täglich trinken. Nicht anwenden bei entzündlichen Nierenleiden.

Wacholderfrüchte (ätherische Öle, Bitterstoffe)
Wacholderfrüchte wirken blutreinigend, entwässernd und harndesinfizierend. Nicht angewendet werden dürfen sie bei Nierenkrankheiten und in der Schwangerschaft. Da Wacholderfrüchte Reizwirkungen auf Magen, Darm und Nieren ausüben können, sollte der Tee nie länger als 4 Wochen am Stück getrunken werden.

Zinnkraut oder **Ackerschachtelhalm** (Flavonoide, Saponine, Kieselsäure, Kalium)
Auch bei längerer Verwendung ist diese mild harntreibende Heilpflanze gut verträglich. Oft wird sie in Teemischungen gegen Erkrankungen von Blase und Harnleitern eingesetzt.

▶ 2 Teelöffel für 1 Tasse Wasser als Aufguss. Mehrmals täglich 1 Tasse trinken.

Teemischungen für Blase und Nieren

Klassischer Blasentee
Bärentraubenblätter • Orthosiphonblätter
1 bis 2 Teelöffel mit 1 Tasse Wasser kalt übergießen und nach 12 Stunden abseihen. 1 Woche lang täglich 2 Tassen Tee auf Trinkwärme erhitzt zu sich nehmen.

Sie können auch Birken- und Orthosiphonblätter, Ackerschachtelhalmkraut und Heuhechelwurzel zu gleichen Teilen mischen: 1 Teelöffel für 1 Tasse Wasser als Aufguss, 2 Stunden ziehen lassen.

Entzündungshemmend
Buccoblätter • Bruchkraut • Bärentraubenblätter
2 Teelöffel mit 1 Tasse Wasser kalt ansetzen, 1/2 Stunde ziehen lassen, anschließend 3 Minuten kochen. 1 Woche lang 2 Tassen täglich trinken.

Bei chronischen Blasenleiden
30 g Bärentraubenblätter • 25 g Birkenblätter
20 g Melissenblätter • 20 g Goldrutenkraut
10 g Lindenblüten • 5 g Malvenblüten
1 bis 2 Teelöffel für 1 Tasse Wasser als Aufguss. 2 Wochen lang 2- bis 3-mal täglich 1 Tasse trinken.

Wassertreibend und wohlschmeckend
Wacholderbeeren • Hauhechelwurzel • Liebstöckelwurzel • Süßholzwurzel
1 bis 2 Teelöffel der Mischung für 1 Tasse Wasser als Aufguss. Nach dem Abkühlen durchseihen und über einen Zeitraum von 2 bis 3 Wochen hinweg 2 Tassen täglich zu sich nehmen.

Desinfizierend
Goldrutenkraut • Bärentraubenblätter
2 Teelöffel für 1 Tasse Wasser als Aufguss, 10 Minuten ziehen lassen. 1 bis 2 Wochen lang täglich 2 bis 3 Tassen trinken.

Bei Nierensteinen und -grieß
30 g Ackerschachtelhalmkraut • 20 g Bärentraubenblätter • 20 g Salbeiblätter • 20 g Ehrenpreiskraut
10 g Eibischblätter
1 Teelöffel für 1 Tasse Wasser als 10-minütige Abkochung. Über einen Zeitraum von 2 Wochen morgens und abends 1 Tasse trinken.

Versuchen Sie auf keinen Fall, eigenständig Steine mit Hilfe von Heilpflanzentees austreiben zu wollen. Es können starke Koliken ausgelöst werden.

Bei gereizter Blase
Bärentraubenblätter • Goldrutenkraut • Birkenblätter
Schachtelhalmkraut • Maisgriffel
1 Teelöffel für 1 Tasse Wasser als Aufguss. 1 bis 2 Wochen lang täglich 2 bis 3 Tassen trinken.

Beugt Steinbildung vor
Löwenzahnwurzel und -kraut • Wacholderfrüchte
Petersilienfrüchte • Bruchkraut • Anisfrüchte
2 Esslöffel für 1 Liter Wasser als Aufguss. 20 Minuten ziehen lassen und 1 Woche lang täglich morgens die ganze Menge schluckweise trinken.

Durchspültee, harnbildend
Birkenblätter • Brennnesselblätter • Wacholderfrüchte
Ackerschachtelhalmkraut • Rosmarinblätter • Hagebuttenfrüchte
1 Teelöffel für 1 Tasse Wasser als Aufguss. Über einen Zeitraum von 2 Wochen 2-mal täglich 1 Tasse trinken.

Kräftigend, desinfizierend
Petersilienfrüchte • Ackerschachtelhalmkraut
Thymian
2 Teelöffel für 1 Tasse Wasser als Aufguss, 20 Minuten ziehen lassen. 2 Wochen lang 2-mal täglich 1 Tasse zu sich nehmen.

Pflanzen für die Prostata

Gegen Prostatabeschwerden und Blasenleiden sind etliche Präparate mit Sägepalm- und Sabalfrüchten erhältlich. Sprechen Sie vor deren Einnahme mit Ihrem Arzt.

Brennnesselwurzel (Flavonoide, Gerbstoffe)
Die Brennnesselwurzel regt die Harnsäureausscheidung an. Bei hohen Dosierungen kann es zu Magen- und Darmreizungen sowie zu allergischen Reaktionen kommen. Wirksamer als der Tee sind Präparate mit dem Extrakt der Brennnessel.

▶ 2 Teelöffel für 1 Tasse Wasser als Abkochung (5 Minuten). Über einen Zeitraum von 4 bis 6 Wochen täglich morgens und abends 1 Tasse schluckweise trinken.

Kürbiskerne (Sitosterin)
Sitosterine, die prostatawirksamen Substanzen im Kürbis, stärken die Blasenmuskulatur und entspannen den Harnschließmuskel. Bei Prostataschwellung, gereizter Blase und Störungen beim Wasserlassen: 3-mal täglich 1 Esslöffel einnehmen (in Milch, Müsli oder Joghurt). In Absprache mit dem behandelnden Arzt können Kürbiskerne auch in höheren Dosierungen und über einen längeren Zeitraum hinweg eingenommen werden.

Pappelknospen (ätherische Öle, Gerbstoffe, Glykoside)
Pappelknospen wirken leicht abschwellend, antibakteriell und schmerzlindernd.

▶ 1 Teelöffel für 1 Tasse Wasser als Aufguss. 2 Wochen lang täglich morgens und abends 1 Tasse trinken.

Weidenröschen (Flavonoide, Gerbstoffe)
Weidenröschen werden bereits seit einigen Jahren bei Prostatabeschwerden empfohlen. Noch ist nicht endgültig geklärt und wissenschaftlich belegt, ob und in welcher Weise sie wirken.

▶ 2 Teelöffel für 1 Tasse Wasser als Aufguss. 10 Minuten ziehen lassen. 2 Wochen lang täglich 1 Tasse trinken. Bei längerer Anwendung kann es zu Reizungen des Magen-Darm-Trakts kommen.

Teemischungen für die Prostata

Wassertreibend, abwehrstärkend

Queckenwurzel • Selleriekraut • Sonnenhutwurzel Ackerschachtelhalmkraut

1 Teelöffel für 1 Tasse Wasser als Aufguss. 10 Minuten ziehen lassen. Diesen Tee sollten Sie über einen Zeitraum von 3 bis 4 Wochen kurmäßig trinken. Nehmen Sie 2 Tassen täglich zu sich.

Bevor Sie die Kur wiederholen, legen Sie bitte eine Pause von mindestens 1 Monat ein.

Allgemein kräftigend, wassertreibend

15 g Pappelknospen • 15 g Goldrutenkraut • 10 g Ginsengwurzel • 30 g Kürbissamen • 30 g Hagebuttenfrüchte

1 Teelöffel dieser Mischung für 1 Tasse Wasser als 5-minütige Abkochung. 2-mal täglich 1 Tasse zu sich nehmen, nicht abends trinken. Auch dieser Tee sollte als Kur angewendet werden, und zwar 6 Wochen lang. Vor einer Wiederholung eine Pause von mindestens 1 Monat einlegen.

Auch die Mischung zu gleichen Teilen aus Brennnessel- und Birkenblättern, Bohnenschalen, Zinn- und Löwenzahnkraut ist prostatawirksam: 1 Teelöffel für 1 Tasse Wasser als Aufguss, 2 Wochen lang 3 Tassen täglich trinken.

Gesunde Lebensweise

- Längeres Sitzen und Rad fahren vermeiden; immer wieder Ausgleichspausen einlegen
- Sich viel an frischer Luft bewegen (spazieren gehen, leichte Wanderungen unternehmen)
- Für regelmäßigen Stuhlgang sorgen
- Auf Alkohol und Nikotin verzichten
- Auf eine vitamin- und ballaststoffreiche Ernährung achten (viel Rohkost)
- Regelmäßig zu Vorsorgeuntersuchungen gehen

Erkältungen

Zu den am meisten verbreiteten Beschwerden zählen Erkältungskrankheiten. Fast immer werden sie durch Viren verursacht, die Infektionen der oberen Atemwege, Husten, Schnupfen sowie Kopf- und Gliederschmerzen auslösen können. Der Körper ist für Erkältungen empfänglich, wenn sein Immunsystem überlastet ist, sei es durch hohe psychische oder arbeitsmäßige Beanspruchung, durch starke Kältereize oder auch durch chronische Krankheitsherde im Körper (beispielsweise Nasennebenhöhlen, Mandeln, Zähne). Erkältungen treten vor allem in den Übergangsjahreszeiten Frühjahr und Herbst auf. In dieser Zeit ist der Organismus damit beschäftigt, sich den Temperaturveränderungen anzupassen. Oft kann sich dann unser Abwehrsystem nicht ausreichend gegen Krankheitserreger schützen.

Nicht nur Vitamin C, auch die Vitamine A und E spielen für ein intaktes Immunsystem eine wichtige Rolle. Gute Lieferanten sind Möhren, Brokkoli und Spinat (Vitamin A) sowie Weizenkeimöl und Nüsse (Vitamin E).

Grippe und grippale Infekte

Im Volksmund werden fiebrige Erkältungen oft als Grippe bezeichnet, und die Symptome sind in der Tat ähnlich. Eine echte Grippe nimmt jedoch meist einen sehr viel schwereren Verlauf. Sie wird durch extrem hartnäckige Viren verursacht, und es kann zu Komplikationen wie ernsten Kreislaufproblemen und Entzündungen von Mittelohr, Harnwegen, Nieren, Blase, Herz, Hirnhaut oder Lunge kommen. Bei einer echten Grippe muss ein Arzt zurate gezogen werden, auch ist unbedingt Bettruhe einzuhalten.

Sowohl Grippe als auch Erkältungskrankheiten – letztere werden gemeinhin als grippale Infekte bezeichnet – sind meist von Fieber begleitet. Mit hohen Temperaturen wehrt sich der Körper heftig gegen die Krankheitserreger, der Stoffwechsel läuft auf Hochtouren.

Pflanzen gegen Erkältungen

Schweißtreibend und abwehrstärkend

Holunderblüten (Flavonoide, ätherische Öle)
Eine klassische Erkältungsheilpflanze ist der Holunder. Seine Blüten fördern die Ausscheidung von Schweiß und Harn und regen das Immunsystem an. Besonders gut eignen sich Holunderblüten für erkältungsvorbeugende Mischungen.
▶ 2 Teelöffel für 1 Tasse Wasser als Aufguss. Mehrmals täglich 1 Tasse heiß trinken. Bei Bedarf mit Honig süßen.
Lindenblüten (Flavonoide, Gerb- und Schleimstoffe)
Die Blüten der Linde sind schweißtreibend und leicht krampflösend. Zum ständigen Gebrauch eignen sie sich nicht. Es wird angenommen, dass die Dauerverwendung sich negativ auf das Herz auswirkt.
▶ 1 bis 2 Teelöffel für 1 Tasse Wasser als Aufguss. Im akuten Stadium mehrmals täglich 1 Tasse so heiß wie möglich zu sich nehmen.

In früheren Jahrhunderten wurden dem Holunderstrauch magische Kräfte zugeschrieben. Er hatte in vielen Gärten einen festen Platz, um Krankheiten und böse Geister von Mensch und Tier fern zu halten.

Abwehrsteigernd und entzündungswidrig

Hagebutten (Flavonoide, Gerbstoffe, Vitamin C)
Bei Erkältungen ist Hagebuttentee eine gute Ergänzung zu schweißtreibenden Tees. Er schmeckt fruchtig, löscht den Durst, ist leicht entwässernd, und das in ihm enthaltene Vitamin C stärkt die Abwehrkräfte.
▶ 2 Teelöffel für 1 Tasse Wasser als Aufguss. 8 Minuten ziehen lassen. Mehrmals täglich 1 Tasse trinken.
Kamillenblüten (ätherische Öle)
Die vielseitige Kamille wirkt entzündungslindernd, antibakteriell und beruhigend-krampflösend.
▶ 2 Teelöffel für 1 Tasse Wasser als Aufguss. 2- bis 3-mal täglich 1 Tasse trinken.

Um die Heilkraft von Ringelblumenblüten zu nutzen, können Sie einfach den von Ihnen bevorzugten Trinktee mit Ringelblumenblüten anreichern.

Ringelblumenblüten (Flavonoide, ätherische Öle, Glykoside, Bitterstoffe, Saponine)
Die Blüten der Ringelblume sind entzündungshemmend, leicht krampflösend und regen den Lymphabfluss an. Außer bei Erkältungen und anderen entzündlichen Infektionen werden sie bei Lymphknotenschwellungen und zur Blutreinigung eingesetzt. Außerdem sind Ringelblumen stoffwechselanregend.

▶ 1 Teelöffel für 1 Tasse Wasser als Aufguss. 10 Minuten ziehen lassen. 2- bis 3-mal täglich 1 Tasse trinken.

Sonnenhut (ätherische Öle, Bitterstoffe)
Bei Infekten ist Sonnenhut das beste Reiztherapeutikum zur Steigerung der körpereigenen Abwehrkräfte.

▶ Bei den ersten Anzeichen einer Erkältung 50 Tropfen Sonnenhutextrakt (als Echinazinpräparate in der Apotheke erhältlich) einnehmen, an den folgenden Tagen alle 3 Stunden 20 Tropfen einnehmen, anschließend 3-mal täglich 30 bis 50 Tropfen. Ist die Erkältung bereits zum Ausbruch gekommen, nutzen die Tropfen nicht mehr viel.

Schwitzkur zu Beginn einer Erkältung

Für eine schweißtreibende Kur gleich zu Beginn einer Erkältung: 3 gehäufte Teelöffel Lindenblüten- oder Holunderblütentee für 2 Tassen Wasser als Aufguss, 10 Minuten ziehen lassen. Bei Kopf- und Gliederschmerzen nehmen Sie 1 Teelöffel Weidenrinde oder Mädesüßblüten dazu. 1 Tasse dieses Tees sehr heiß und schnell trinken, anschließend ein heißes Vollbad von 5 bis 10 Minuten Dauer nehmen. Beginnen Sie mit 37 °C, dann die Wassertemperatur bis maximal 40 °C steigern. Lassen Sie das warme Wasser vom Körper abtropfen, und hüllen Sie sich feucht in ein großes Laken ein, darüber eine Wolldecke wickeln und schnell in ein warmes Bett schlüpfen. Nach kurzer Zeit wird es zu Schweißausbrüchen kommen. Bei Herz-Kreislauf-Problemen oder hohem Fieber dürfen Sie diese Kur nicht durchführen.

Antibiotisch wirksam

Brunnenkresse (Senföl, Mineralien, Vitamin C)
Die Brunnenkresse, die zur Desinfizierung und zur milden Stoffwechselanregung verwendet wird, eignet sich für einen abwehranregenden Stoß:
▶ 1 Esslöffel für 2 Tassen Wasser als Aufguss, beide Tassen warm trinken. Das Ganze nach einigen Stunden wiederholen.
Kapuzinerkresse (ätherische Öle)
Die Große Kapuzinerkresse wirkt antibiotisch, desinfizierend und abwehrsteigernd.
▶ Geben Sie zu 1 Teelöffel einer Erkältungsteemischung Ihrer Wahl 1/2 Teelöffel Kapuzinerkresse (für 1 Tasse Wasser als Aufguss).
Meerrettich oder **Kren** (Senföl, Kalium, Vitamin C)
Ebenso wie die Kapuzinerkresse wird auch der Meerrettich als pflanzliches Antibiotikum in diversen Fertigpräparaten verwendet. Diese werden bei Harn- sowie Atemwegsinfekten verordnet. Roh gerieben und mit Honig gemischt wirkt Meerrettich zudem stark auswurffördernd.

Weil auch Wermutkraut einen allgemein kräftigenden Effekt hat, kann man es bei Erkältungen begleitend einsetzen: 1 Teelöffel für 1 Tasse als Aufguss. Den Tee möglichst heiß trinken.

Bitter und kräftigend

Chinarinde (Gerb- und Bitterstoffe, Alkaloide, u. a. Chinin)
Vor allem für die Genesung nach Erschöpfungszuständen und von länger andauerndem Fieber wird gern Chinarinde eingesetzt. Sie ist ein starkes, kräftigendes Bittermittel. Bei Fieber, Kopf- und Gliederschmerzen ist es ratsam, sie abwechselnd mit schweißtreibenden Tees einzunehmen.
▶ 1 Teelöffel für 1 Tasse Wasser als Aufguss. 2-mal täglich 1 Tasse vor dem Essen trinken. Anwendungsdauer: nicht länger als 3 Tage.

Schmerzlindernd und fiebersenkend

Damit die heilkräftigen Wirkstoffe des Mädesüß möglichst weitgehend erhalten bleiben, sollten Sie für den Aufguss kein kochendes, sondern nur siedendes Wasser verwenden.

Mädesüß (Gerb- und Schleimstoffe, Flavonoide, ätherische Öle, Salizylsäure)

Mädesüßblätter und -blüten werden besonders in blutreinigenden Teemischungen verwendet, sie wirken nicht nur schmerzlindernd, sondern auch schweiß- und harntreibend.

▶ 1 Teelöffel für 1 Tasse Wasser als Aufguss. 2- bis 3-mal täglich 1 Tasse zu sich nehmen.

Weidenrinde (Flavonoide, Gerbstoffe, Salizylsäure)

Weidenrinde ist die am stärksten salizylwirksame Heilpflanze. Sie ist schmerzlindernd, abschwellend und fiebersenkend. Bei starken Kopf- und Gliederschmerzen sowie Fieber empfiehlt es sich, einen schweißtreibenden Tee zu gleichen Teilen mit Weidenrinde zu mischen:

▶ 2 Teelöffel der Mischung für 1 Tasse als Aufguss. 10 Minuten ziehen lassen. 2- bis 3-mal täglich 1 Tasse trinken.

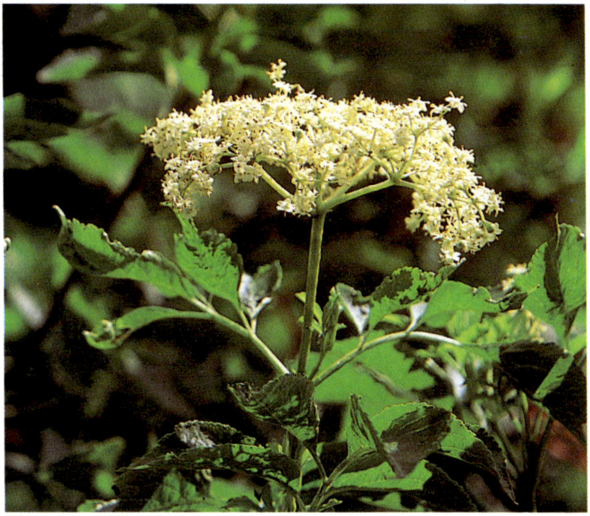

Holunder ist ein klassisches Erkältungsmittel: Der Saft der Früchte enthält viel Vitamin C, der Tee aus den Blüten unterstützt die Schwitzkur.

Teemischungen gegen Erkältungen

Der Schwitzkurklassiker
Holunderblüten • Lindenblüten
2 Teelöffel für 1 Tasse Wasser als Aufguss, mehrmals täglich 1 Tasse trinken. Bei Bedarf mit Honig süßen. Beide Pflanzen können zum gleichen Zweck auch als Einzeltees zubereitet werden.

Schweißtreibend, fiebersenkend
Holunderblüten • Lindenblüten • Mädesüßkraut Schlüsselblumenblüten
2 Teelöffel für 1 Tasse Wasser als Aufguss, 10 Minuten ziehen lassen und bis zu 4-mal täglich 1 Tasse dieser Mischung zu sich nehmen.

Entzündungswidrig
Malvenblüten • Lindenblüten • Kamillenblüten
2 Teelöffel für 1 Tasse Wasser als Aufguss, 2 bis 3 Tassen täglich trinken.

Schmerzstillend, kräftigend
Weidenrinde • Enzianwurzel
1 Teelöffel für 1 Tasse Wasser als Aufguss, 5 Minuten ziehen lassen. 1 bis 2 Tassen täglich schluckweise trinken.

Bei großem Flüssigkeitsverlust
20 g Kamillenblüten • 20 g Lindenblüten • 20 g Melissenblätter • 40 g Hagebuttenfrüchte
2 Teelöffel für 1 Tasse Wasser als Aufguss, zugedeckt 15 Minuten ziehen lassen. Mehrmals täglich 1 Tasse in kleinen Schlucken trinken. Dieser Tee kann auch in größeren Mengen getrunken werden. Er bietet sich an, wenn Flüssigkeitsverluste ausgeglichen werden sollen.

Ebenfalls schweißtreibend und fiebersenkend ist folgende Mischung zu gleichen Teilen: Holunderblüten, Weidenrinde, Thymiankraut. 1 Esslöffel mit siedendem Wasser übergießen.

Schmerzstillend
30 g Lindenblüten • 30 g Holunderblüten • 20 g Weidenrinde • 10 g Mädesüßkraut • 10 g Hagebuttenfrüchte
2 Teelöffel der Mischung für 1 Tasse Wasser als Aufguss, 3- bis 4-mal täglich 1 Tasse nach dem Essen trinken, bei Bedarf mit Honig süßen.

Wenden Sie den Tee aus Wermutkraut und Wasserdost 3 Tage hintereinander an, wenn Fieber, Kopf- und Gliederschmerzen nicht nachlassen wollen.

Bitter und kräftigend
Wermutkraut • Wasserdost
2 Teelöffel für 1 Tasse Wasser als Aufguss, 2 bis 3 Tassen täglich trinken.

Die folgenden beiden Tees sind angezeigt, wenn die Erkältung bereits verschleppt ist, sich Bakterien in den Bronchien, den Nebenhöhlen oder im Hals festgesetzt haben. Sie stimulieren den Lymphabfluss und aktivieren das Immunsystem. Einen Arzt oder Heilpraktiker sollten Sie aber in solchen Fällen immer zurate ziehen.

Stoffwechselaktivierend
Löwenzahnwurzel und -kraut • Schafgarbenkraut
Sonnenhutkraut • Mariendistelfrüchte • Honigkleekraut
1 Teelöffel für 1 Tasse Wasser als Aufguss, 2 Wochen lang 2-mal täglich 1 Tasse trinken.

Regt den Lymphfluss an
Löwenzahnwurzel und -kraut • Mariendistelfrüchte
Sonnenhutwurzel • Wasserdost • Wacholderbeeren
Schafgarbenkraut • Malvenblätter und -blüten
Königskerzenblüten • Rosskastanien
1 Teelöffel der Mischung für 1 Tasse als Aufguss, 15 Minuten ziehen lassen. 2 bis 3 Wochen lang 2- bis 3-mal täglich 1 Tasse zu sich nehmen. Anschließend mindestens 1 Monat pausieren.

Weitere Hilfen bei Erkältungen

Wenn vorbeugende Maßnahmen nichts genutzt haben und auch eine Schwitzkur zu Beginn der Erkältung Sie nicht retten konnte, brauchen Sie nicht zu verzweifeln. Schwere und Dauer der Erkrankung lassen sich auch durch die Wahl der richtigen Nahrungsmittel (oder die Verwendung von Fertigpräparaten mit deren Wirkstoffen) positiv beeinflussen.

In der Apotheke sind Erkältungspräparate erhältlich, die auf der Heilkraft der Eleutherokokkwurzel (auch als Taigawurzel oder russischer Ginseng bekannt) basieren.

Mehr Vitamin C

Bei Infekten ist der Bedarf an abwehrstimulierendem Vitamin C besonders hoch. Verschiedene Säfte (frisch gepresster Zitronensaft, Sanddornsaft, Holunderbeer- und Schwarzer Johannisbeersaft) verbessern die Vitamin-C-Versorgung. Essen Sie rohe Paprikaschoten, Petersilie und frischen Kohl, Zitrusfrüchte und Kiwis. Vitamin C gibt es auch als Askorbinsäurepulver in der Apotheke. Über den Tag verteilt 2 bis 5 Gramm davon einnehmen. Zu schädlichen Überdosierungen kann es nicht kommen, der Darm scheidet aus, was zu viel ist (bei Durchfall Dosierung verringern). Menschen mit empfindlichen Schleimhäuten vertragen das Pulver allerdings häufig nicht.

Natürliches Betanin

Auch die abwehrsteigernde und kräftigende Wirkung der Roten Bete lässt sich nutzen. Sie beruht auf dem roten Farbstoff Betanin, einem Inhaltsstoff aus der Gruppe der Flavonoide. Rote Bete kann man frisch als Rohkostsalat essen (mit etwas Sonnenblumenöl und Zitronensaft abgeschmeckt) oder in Form von Saft genießen. Dieser ist in Reformhäusern erhältlich. Die Tagesmenge sollte zwischen 1/2 und 1 Liter liegen.

Frauenleiden

Die Anwendung von Heiltees im Zusammenhang mit Frauenbeschwerden erfordert viel Geduld. Die meisten Tees entfalten ihre Wirkungen erst nach einiger Zeit, sie müssen deshalb kurmäßig über mehrere Wochen getrunken werden.

Es kommen einerseits Pflanzen zum Einsatz, die Beschwerden lindern, welche im Zusammenhang mit dem hormonellen Zyklusgeschehen zu sehen sind, zum anderen geht es auch darum, Beschwerden nervlichen Ursprungs zu begegnen.

Vor der Selbstbehandlung sollte eine gynäkologische Untersuchung sicherstellen, dass den Beschwerden keine organischen Ursachen zugrunde liegen.

Hilfreich bei Regelbeschwerden: Ruhe (auch Bettruhe) und Entspannung, Wärme (Wärmflasche), frische Luft, vitaminreiche Ernährung. Große körperliche und geistige Anstrengungen meiden.

Menstruationsschmerzen

Der Schmerz, unter dem viele Frauen kurz vor und während der Menstruation leiden, reicht von einem unangenehmen Druckgefühl mit Beschwerden im Rücken bis hin zu starken, kolikartigen Krämpfen, begleitet von Übelkeit und Kopfschmerz.

Prämenstruelles Syndrom

Von medizinischer Seite wurde die Tatsache, dass Frauen vor Einsetzen der Regelblutung unter teilweise starken Befindlichkeitsstörungen zu leiden haben, lange kaum wahrgenommen. Dies hat sich in den letzten Jahren verändert. Die Beschwerden haben mittlerweile zumindest einen Namen – »prämenstruelles Syndrom« –, und man versucht, den Ursachen auf den Grund zu gehen.

Manche Frauen leiden schon ein bis zwei Wochen vor der Menstruation unter deutlich gesteigerter Reizbarkeit, depressiven Verstimmungen, Spannungsgefühlen in

der Brust sowie Wasseransammlungen im Körper. Sie fühlen sich in ihrem Alltag stark beeinträchtigt. Vieles, was ansonsten ohne Schwierigkeiten bewältigt wird, ist in dieser Zeit nur unter großen Anstrengungen zu schaffen. Probleme bekommen mehr Gewicht, Leichtigkeit und Lebensfreude scheinen verloren zu gehen. Die Beschwerden können so stark ausgeprägt sein, dass auch das familiäre Zusammenleben in Mitleidenschaft gezogen wird.
Es hat sich herausgestellt, dass Medikamente in solchen Fällen nur bedingt helfen. Wesentlich Erfolg versprechender ist es, die Beschwerden nicht wegzudrücken, sondern sie ernst zu nehmen und ihnen mit sanften Methoden zu begegnen.

Gute Wirkungen bei Befindlichkeitsstörungen im Klimakterium zeigen Vollbäder mit Ackerschachtelhalm- und Johanniskraut. Nach einem 20-minütigen Bad mindestens 1/2 Stunde ruhen.

Wechseljahrebeschwerden

Die Wechseljahre (Klimakterium) sind eine Zeit körperlicher und seelischer Umstellung. Ein Abschnitt geht zu Ende, ein neuer beginnt. Die Östrogenproduktion lässt nach, die Eierstöcke stellen ihre Tätigkeit allmählich ein, die monatliche Blutung hört auf.
Frauen, die das Ende ihrer Fruchtbarkeit als Verlust empfinden und sich stark verunsichert fühlen, sind von Wechseljahrebeschwerden häufiger und stärker betroffen. Sie können weniger gut damit umgehen als Frauen, die diesem neuen Lebensabschnitt positiv gegenüberstehen und auch neue Möglichkeiten für sich entwickeln können.
Die am häufigsten auftretenden Beschwerden in den Wechseljahren sind:

- Hitzewallungen
- Nervöse Herzbeschwerden
- Starke Reizbarkeit
- Depressionen
- Schweißausbrüche
- Schwindel
- Kopfschmerz

Pflanzen gegen Frauenbeschwerden

Der Frauenmantel, auch Marienmantel genannt, ist eine Pflanze aus der Familie der Rosengewächse. Er wächst auf feuchten Wiesen und Waldlichtungen.

Cimicifuga
Die Cimicifuga hat östrogenähnliche Wirkungen. Deshalb kann sie bei psychisch-nervlichen Schwankungen, wie sie im Vorfeld der Menstruation und im Klimakterium auftreten, eingesetzt werden. Sie lindert Unruhe, Nervosität und Schwitzen. Cimicifugapräparate sind in der Apotheke erhältlich. Zwar entfalten sie ihre Wirkungen erst nach einiger Zeit, doch sollten diese Präparate nicht länger als ein halbes Jahr eingenommen werden.

Frauenmantelkraut (Gerb- und Bitterstoffe)
Bei Wechseljahre- und Menstruationsbeschwerden hilft Frauenmantelkraut. Seine Verwendung sollte mit einem Arzt oder Heilpraktiker abgesprochen werden.

Gänsefingerkraut
Gänsefingerkraut ist eines der ältesten Mittel gegen Bauchschmerzen während der Menstruation.

Ginseng (Saponine)
Die im Ginseng enthaltenen steroiden Saponine wirken hormonell ausgleichend. Damit kann der vielseitig verwendbare Ginseng auch zur Linderung menstruationsbedingter Beschwerden eingesetzt werden.

Kamillenblüten (ätherische Öle)
Kamillenblüten wirken lösend auf Krämpfe vor und während der Menstruation und helfen auch bei zu starken Blutungen.

Mönchspfefferfrüchte (Flavonoide, ätherische Öle)
Mönchspfefferfrüchte greifen in das hormonelle Geschehen ein und regulieren den Zyklus. Gelegentlich treten bei ihrem Gebrauch Zwischenblutungen auf, oder es kommt zu einer stärkeren Regelblutung. Da Mönchspfeffer die Hormone stark beeinflusst, sollte er keinesfalls bei sehr jungen Frauen eingesetzt werden.

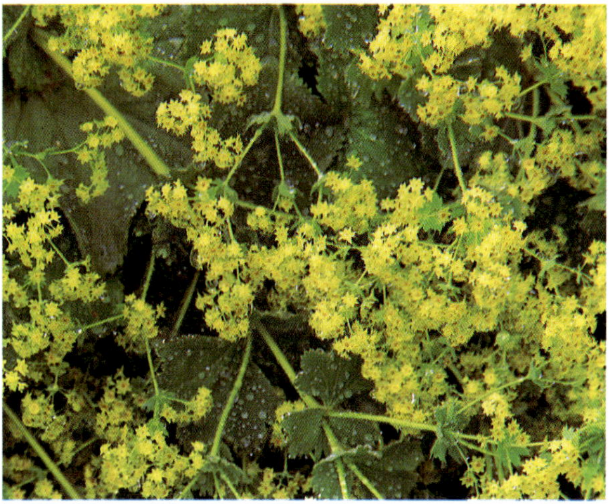

Sprechender Name: Frauenmantelkraut hilft nicht nur in den Wechseljahren, sondern auch bei Menstruationsbeschwerden.

Schafgarbe
Wenn die Blutung sehr stark ist, kann die Schafgarbe helfen. Sie wirkt blutstillend, außerdem krampflösend und beruhigend.

Taubnessel (Schleim- und Gerbstoffe, Saponine, ätherische Öle, Flavonoide)
Die Blüten der weißen Taubnessel werden als ausgleichende Heilpflanze in Teemischungen bei den verschiedensten Menstruationsbeschwerden eingesetzt. Auch haben sie sich bei weißlich-zähem Ausfluss gut bewährt.

Mit der Blutung verliert der Körper Eisen. Um Mangelerscheinungen vorzubeugen, sollten Sie darauf achten, genügend eisenhaltige Nahrungsmittel zu essen.

Bei Wechseljahrebeschwerden gut einsetzbar sind in erster Linie Heilpflanzen mit einer beruhigenden Wirkung auf das Nervensystem: Baldrian, Melisse, Orangenblüten und Pfefferminz. Bei depressiven Neigungen ist vor allem die Verwendung von Johanniskraut angezeigt. Und Salbeiblätter sind hervorragend dazu geeignet, die oft auftretenden Phasen intensiver Schweißbildung abzumildern.

Teemischungen gegen Frauenbeschwerden

Bei Zyklusunregelmäßigkeiten können Sie eine Teekur mit folgender Mischung probieren: Johanniskraut, Weißer Andorn, Thymian- und Tausendgüldenkraut (zu gleichen Teilen). 1 bis 2 Teelöffel für 1 Tasse Wasser als Aufguss.

Gegen Kopfschmerz
Eisenkraut • Kamillenblüten • Rosmarinblätter
1 Teelöffel für 1 Tasse Wasser als Aufguss, 10 Minuten ziehen lassen, abseihen. Von dieser Mischung bei akuten Beschwerden 2 bis 3 Tassen täglich trinken.

Schmerz- und krampfmindernd
Gänsefingerkraut • Melissenblätter • Pfefferminze
2 Teelöffel für 1 Tasse Wasser als Aufguss. Bei Bedarf 1 bis 2 Tassen schluckweise trinken.

Regelschwächend
Stiefmütterchenkraut • Ackerschachtelhalmkraut
Schafgarbenkraut • weiße Taubnesselblüten
1 Teelöffel für 1 Tasse als Aufguss, 20 Minuten ziehen lassen. Etwa 3 Tage vor der Regel bis zu ihrem Ende 4 Tassen täglich trinken.

Als Kur bei Krämpfen
25 g Frauenmantelkraut • 20 g Melissenblätter
15 g Johanniskraut • 15 g Schafgarbenkraut
15 g Kamillenblüten
1 bis 2 Teelöffel für 1 Tasse Wasser als Aufguss. Über einen Zeitraum von 6 Wochen 2 Tassen täglich zu sich nehmen. Nach einer 2-wöchigen Pause die 6-Wochen-Kur wiederholen (insgesamt 6 Monate lang).

Bei akuten Krämpfen
60 g Gänsefingerkraut • 20 g weiße Taubnesselblüten
20 g Kamillenblüten
2 Teelöffel für 1 Tasse Wasser als Aufguss, bei akutem Bedarf 1 bis 2 Tassen täglich trinken.

Krampflösend
Kümmelfrüchte
1 bis 2 Teelöffel für 1 Tasse Wasser als Aufguss, ab etwa 1 Woche vor der erwarteten Blutung bis zu deren Ende.

Vor allem bei Mädchen und jungen Frauen mit schmerzhafter Periode hat sich der Tee aus Kümmelfrüchten gut bewährt.

Bei verzögerter Blutung
30 g Rosmarinblätter • 30 g Melissenblätter
20 g Gartenrautenkraut • 20 g Kamillenblüten
1 Esslöffel für 1 Tasse Wasser als Aufguss. 1 Woche vor der Menstruation 2 Tassen täglich trinken.

Bei unregelmäßiger Blutung
Rosmarinblätter • Sennesblätter • Fenchelfrüchte
1 Esslöffel für 1/2 Liter Wasser als Aufguss, 20 Minuten ziehen lassen. Morgens auf nüchternen Magen die ganze Menge innerhalb 1 Stunde schluckweise trinken. 1 Woche lang vor der Regel.

Bei Wechseljahrebeschwerden
Frauenmantelkraut • Salbeiblätter • Schafgarbenkraut
Johanniskraut
1 Teelöffel für 1 Tasse Wasser als Aufguss. 2 Monate lang 2- bis 3-mal täglich 1 Tasse trinken. 4 Wochen pausieren und die Teekur wiederholen.

Beruhigende Bäder vor der Menstruation

- Beruhigendes Lavendelbad: 50 bis 100 Gramm Blüten mit 2 Litern siedendem Wasser als Aufguss zubereiten und ins Vollbad geben.
- Nervlich ausgleichendes Melissenbad: 50 bis 100 Gramm der Blätter mit 2 Litern kochendem Wasser aufgießen und für ein wohl tuendes Vollbad verwenden.
- Krampflösendes Schafgarbenbad: 50 bis 100 Gramm des Krauts mit 2 Litern kochendem Wasser aufgießen und in die Badewanne schütten.

Herz und Kreislauf

Das Herz ist der Motor des elastischen Gefäßsystems, in dem das Blut zirkuliert. Das Blut transportiert Sauerstoff und Nährstoffe in alle Körperzellen. Man unterscheidet die vom Herzen wegführenden Schlagadern oder Arterien und die zum Herzen hinführenden Venen. Die Kraft des linken Herzteils treibt das mit Sauerstoff und Nährstoffen beladene Blut in das weit verzweigte arterielle Gefäßsystem. Die feinsten Verzweigungen (Kapillaren) der venösen Gefäße nehmen Abfallprodukte und Kohlendioxid auf und sammeln das Blut für die großen Venen, die zum Herzen zurückführen. Innerhalb der Nieren wird ein Großteil der Abfallprodukte abgegeben, die dann über den Harn ausgeschieden werden. Der rechte Herzteil pumpt das zurückkommende, mit Kohlendioxid beladene venöse Blut in die Lunge, wo es Sauerstoff aufnimmt. Von dort gelangt es wieder in die linke Herzkammer, der Kreislauf beginnt von neuem.

Täglich muss das Herz rund 100 000 Schlagzyklen ausführen, bei denen es etwa 10 000 Liter empfängt und wieder ausstößt. Das entspricht dem Inhalt eines Tankwagens.

Die häufigsten Herzbeschwerden

Eine ganze Reihe von Beschwerden, die Herz und Kreislauf betreffen, muss unbedingt ärztlich behandelt werden. Hierzu zählen Arteriosklerose, Angina pectoris und Herzinsuffizienz. Es gilt, Risikofaktoren wie Übergewicht und Rauchen auszuschalten, außerdem stehen hochwirksame pflanzliche Arzneimittel zur Verfügung, die verschreibungspflichtig sind. Mild wirkende Heilpflanzen dienen der Vorbeugung ernster Herzbeschwerden und können begleitend eingesetzt werden. Sinnvoll sind sie bei leichter Herzschwäche älterer Menschen, bei Durchblutungsstörungen harmloserer Natur sowie bei venösen Leiden wie Krampfadern.

Pflanzen für das Herz

Galgantwurzel (ätherische Öle, Flavonoide)
Bereits Hildegard von Bingen erwähnte die Galgantwurzel als Mittel bei »Herzweh«. Heute sind in der Wurzel einige herzwirksame Stoffe wissenschaftlich nachgewiesen, so ein ätherisches Öl, das die Verklumpung der Blutblättchen verzögert, die beim Herzinfarkt die Herzkranzgefäße verschließen können. Hauptsächlich wirkt sie kreislauf- und verdauungsanregend. Die scharf und bitter schmeckende Wurzel ist dem Ingwer verwandt und wird wie dieser auch als Gewürz verwendet.

Knoblauch (Allizin, hormonähnliche Stoffe, Vitamine, Saponine)
Der Knoblauch spielt eine große Rolle für das Herz, weil er der Arteriosklerose vorbeugt. Er trägt dazu bei, Blutdruck und Cholesterinspiegel zu senken, was auch bei bereits verengten Arterien hilfreich ist.

▶ Mehrmals täglich 1 frische Knoblauchzehe essen. Oder: 3 bis 4 Knoblauchzehen in 1/8 Liter Milch kochen, den Knoblauch abseihen und die Milch auf nüchternen Magen zu sich nehmen.

Weißdornblüten und -blätter (Flavonoide, Gerbstoffe, Glykoside, ätherische Öle)
Die beste der milden, herzwirksamen Pflanzen ist der Weißdorn, so das Ergebnis jüngster Untersuchungen. Seine stärkenden Wirkungen kennt man seit dem Mittelalter. Um einen Erfolg zu erzielen, muss Weißdorn kurmäßig über einen längeren Zeitraum eingesetzt werden. Nebenwirkungen sind nicht zu befürchten. Er reguliert den Blutdruck und hilft bei stressbedingten Herzrhythmusstörungen.

▶ 2 Teelöffel für 1 Tasse Wasser als Aufguss, 20 Minuten ziehen lassen. 2- bis 3-mal täglich 1 Tasse trinken.

Bei beginnender Herzmuskelschwäche älterer Menschen, zur begleitenden Arteriosklerosetherapie und zur Mitbehandlung nach einem Herzinfarkt ist Weißdorn bestens geeignet.

Teemischungen für das Herz

Klassischer Herztee

Weißdornblüten und -blätter • Mistelkraut

1 bis 2 Teelöffel der Mischung für 1 Tasse Wasser als Aufguss. Über einen Zeitraum von 2 Monaten morgens und abends 1 Tasse trinken. Vor einer Wiederholungskur mindestens 1 Monat pausieren.

Schlaffördernd ist ein Herztee aus Melissen- und Mistelblättern, Mariendistelfrüchten und Baldrianwurzel. 1 Teelöffel in 1 Tasse kaltes Wasser geben, erwärmen, kurz aufkochen und 10 Minuten ziehen lassen.

Kräftigend, beruhigend

Salbeiblätter • Rautenblätter • Weißdornblüten

2 Teelöffel für 1 Tasse Wasser als Aufguss. Von dieser Mischung 1 Monat lang 2 Tassen täglich zu sich nehmen, dann 2 Wochen Pause einlegen und die Kur wiederholen.

Entspannend, herzstärkend

30 g Weißdornblüten • 20 g Hirtentäschelkraut
20 g Melissenblätter • 20 g Herzgespannkraut

1 bis 2 Teelöffel für 1 Tasse Wasser als Aufguss, 2 bis 3 Tassen täglich zu sich nehmen.
Man kann dieser Mischung auch 10 Gramm Baldrianwurzel hinzufügen und den Tee als Kaltauszug bereiten (12 Stunden ziehen lassen). Das verstärkt seine beruhigende Wirkung.

Bei Arteriosklerose

20 g Weißdornblüten • 10 g Weißdornblätter
15 g Ackerschachtelhalmkraut • 15 g Mistelkraut
10 g Schafgarbenkraut

1 Teelöffel für 1 Tasse Wasser. 3 Minuten kochen, anschließend 15 Minuten ziehen lassen. 1 Monat lang 2 bis 3 Tassen täglich trinken. Nach einer mehrwöchigen Pause kann die Kur wiederholt werden.

Der Blutdruck

Wenn das Blut durch die Gefäße strömt, entsteht Druck. Seine Stärke wird von der Pumpkraft des Herzens und vom Widerstand der Gefäßinnenwände bestimmt. Geregelt wird der Blutdruck über das Nervensystem und verschiedene Hormone. Körperliche Belastungen, aber auch emotionale Zustände (z. B. starke Erregung) wirken sich auf die Höhe des Blutdrucks aus. Ein Blutdruckmessgerät misst zwei Werte. Der systolische gibt den Druck an, der erzeugt wird, wenn sich das Herz zusammenzieht und Blut in die Hauptschlagader pumpt. Der diastolische Wert bezieht sich auf den Druck während der Erschlaffungsphase des Herzens.

Zu niedriger Blutdruck

Von normalem Blutdruck spricht man, wenn der systolische Wert zwischen 120 und 140 mmHg liegt und der diastolische zwischen 70 und 80. Ist der Blutdruck niedriger, kann das viele, auch ernste Ursachen haben (z. B. Herzschwäche, Herzklappenfehler, Herzbeutelentzündung, hormonelle Störungen wie Schilddrüsenunterfunktion). Meist ist ein niedriger Blutdruck aber konstitutionell, d. h. es sind keine organischen Ursachen festzustellen. Die Beschwerden sind – mehr oder weniger ausgeprägt – in beiden Fällen gleich:

- Antriebsschwäche, vor allem morgens
- Schnelles Ermüden
- Kalte Hände und Füße
- Schwindelgefühle
- Kopfschmerzen
- Konzentrations- und Gedächtnisstörungen
- Augenflimmern
- Ohrensausen

Kaffee und schwarzer Tee sind künstliche Muntermacher. Sie trainieren den Kreislauf nicht. Versuchen Sie deshalb, morgens ohne auszukommen. Trinken Sie stattdessen z. B. einen kräftigen Rosmarintee.

Zu hoher Blutdruck

Der Blutdruck eines jeden Menschen steigt unter bestimmten Umständen kurzzeitig an, bei großer körperlicher Anstrengung, bei Aufregung und in Stresssituationen. Bluthochdruck liegt vor, wenn häufiger oder sogar ständig der Wert von 140/90 mmHg überschritten wird. Er ist immer behandlungsbedürftig, da gravierende Folgen für Herz und Gefäße zu befürchten sind. Oft geht er einher mit einem starken psychischen Druck.

Weil für Bluthochdruck oft eine unregelmäßige, flache oder verkrampfte Atmung mitverantwortlich ist, setzt sich als begleitende therapeutische Maßnahme das Heilatmen mehr und mehr durch.

Fatal ist, dass hoher Blutdruck meist lange Zeit keinerlei Beschwerden macht. Die verordnete Therapie kann durch die Verwendung verschiedener Heilpflanzen und einige Änderungen in der Lebensweise positiv unterstützt werden:

- Ursachen für den inneren Druck herausfinden
- Entspannungstechniken erlernen und anwenden
- Rohkost- und Reistage durchführen
- Auf Kaffee und Nikotin verzichten
- Alkohol nur in Maßen trinken

Blutdruckwirksame Pflanzen

Bärlauch (Flavonoide, Vitamin C)

Wie Knoblauch wirkt auch Bärlauch auf die Gefäße. In der Volksmedizin wird er sehr geschätzt und dem kultivierten Knoblauch oft vorgezogen. Er ist zur Vorbeugung und begleitenden Behandlung von Bluthochdruck und Arteriosklerose angezeigt. Man kann ihn gut als Zutat in Salaten oder als Brotbelag essen. Magenempfindliche Menschen lassen klein geschnittenes Bärlauchkraut 2 bis 3 Stunden in warmer Milch ziehen und trinken dann die Milch schluckweise.

- Als Tee: 2 Esslöffel Kraut für 1/2 Liter Wasser als Aufguss. Den Tee in mehreren Portionen über den Tag verteilt zu sich nehmen.

Ginsengwurzel (Glykoside)
Im Rahmen seines allgemein stärkenden Effekts wirkt Ginseng auch durchblutungsfördernd. Eine Kur mit dieser Heilpflanze empfiehlt sich bei zu niedrigem Blutdruck, der mit Schwächezuständen und Müdigkeit einhergeht. Lassen Sie sich bei der Auswahl eines geeigneten Ginsengpräparates in Ihrer Apotheke ausführlich beraten.

Knoblauch (Allizin, hormonähnliche Stoffe, Vitamine, Saponine)
Auf die positiven Wirkungen des Knoblauchs ist bereits im Zusammenhang mit den herzwirksamen Pflanzen hingewiesen worden (siehe Seite 71). Neben dem Weißdorn ist der Knoblauch die wichtigste der mild wirkenden Heilpflanzen bei Herz-Kreislauf-Beschwerden. Er wirkt gefäßerweiternd, blutgerinnungshemmend, blutfettsenkend und antibakteriell.

Mistelkraut (Flavonoide, Schleimstoffe, Viscotoxine, Mistellektine)
Sowohl zur Behandlung eines leicht erhöhten Blutdrucks als auch zur leichten Senkung des Cholesterinspiegels hat sich Mistelkraut bewährt. Es ist in vielen Teemischungen enthalten, die das Herz stärken und Arteriosklerose vorbeugen sollen.

Rosmarinblätter (Gerb- und Bitterstoffe, ätherische Öle, Flavonoide)
Rosmarinblätter fördern die Durchblutung auf milde Weise, sie regen den Kreislauf an und kräftigen die Nerven. Angezeigt sind sie bei chronischen Kreislaufproblemen, Durchblutungsstörungen und niedrigem Blutdruck.

▶ 1 Teelöffel für 1 Tasse Wasser als Aufguss. Morgens und abends 1 Tasse davon zu sich nehmen. Rosmarin kann auch kurmäßig angewendet werden.

Auch Arnika, Ginkgo und Immergrün sind blutdruck- und kreislaufwirksame Heilpflanzen, die man rezeptfrei bekommt. Da sie jedoch stärker wirken, sollte ihre Anwendung stets ärztlich begleitet sein.

Teemischungen für den richtigen Blutdruck

Bei leichtem Bluthochdruck
Melissenblätter • Mistelkraut • Weißdornblätter und -blüten
2 Teelöffel für 1 Tasse Wasser als Aufguss, 10 Minuten ziehen lassen und morgens und abends je 1 Tasse warm und schluckweise trinken. 1 Monat anwenden, 2 Wochen pausieren. Die Kur wiederholen, bis sich der Blutdruck stabilisiert hat.

Durchblutungsfördernd ist auch die Mischung zu gleichen Teilen aus Rosmarinblättern, Löffel-, Gartenrauten- und Johanniskraut. 1 Teelöffel für 1 Tasse Wasser als Aufguss. 4 Wochen lang 2 Tassen täglich trinken.

Blutdruckausgleichend
30 g Mistelkraut und -äste • 20 g Weißdornblüten
20 g Herzgespannkraut • 30 g Erdrauchkraut
1 bis 2 Teelöffel für 1 Tasse Wasser als Aufguss, 3-mal täglich 1 Tasse zwischen den Mahlzeiten trinken.

Bei Arteriosklerose
Mistelkraut • Schafgarbe
1 Teelöffel Mistelkraut für 1 Tasse Wasser als Kaltauszug, 10 Stunden ziehen lassen. 1 Teelöffel Schafgarbe für 1 Tasse Wasser als Aufguss. Beide Tees miteinander mischen und über den Tag verteilt trinken (warm und schluckweise). Als 4-wöchige Kur anwenden.

Durchblutungsfördernd
25 g Buchweizenkraut • 20 g Rosmarinblätter
20 g Meisterwurz • 15 g Liebstöckelwurzel
2 Teelöffel für 1 Tasse Wasser als Aufguss, 15 Minuten ziehen lassen. Über einen Zeitraum von 3 bis 4 Wochen hinweg morgens und abends 1 Tasse trinken.
Es kann zu einer erhöhten Lichtempfindlichkeit kommen, deshalb während der Kur starke Sonnenbestrahlung vermeiden.

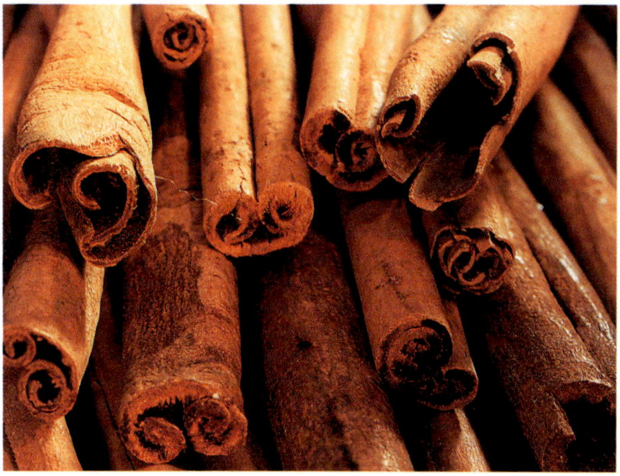

Ein Gewürz gegen niedrigen Blutdruck: Zimt hilft außerdem bei Schlafstörungen und depressiven Verstimmungen.

Blutdruckregulierend
20 g Schafgarbenkraut • 15 g Weißdornblüten
15 g Weißdornblätter • 15 g Ackerschachtelhalmkraut
15 g Knoblauchzwiebel
2 Teelöffel mit 1 Tasse kaltem Wasser übergießen und zum Sieden bringen. 10 Minuten ziehen lassen. 4 Wochen lang täglich 2 Tassen trinken.

Trinken Sie von dem unten stehenden Tee gegen niedrigen Blutdruck jeweils 1 Tasse vor dem Frühstück und 1 Tasse vor dem Mittagessen. Er eignet sich gut für eine 4-wöchige Trinkkur.

Herz- und Kreislaufregenerierend
Weißdornblüten • Mistelkraut • Meisterwurz
Brombeerblätter • Hagebuttenfrüchte
1 bis 2 Teelöffel für 1 Tasse Wasser als Aufguss, 10 Minuten ziehen lassen. 1 Monat lang täglich 2 bis 3 Tassen möglichst heiß zu sich nehmen.

Bei niedrigem Blutdruck
40 g Pomeranzenschalen • 15 g Wermutkraut
15 g Zimtrinde • 10 g Tausendgüldenkraut
2 Teelöffel in 2 Tassen kaltes Wasser geben, erhitzen und 5 Minuten kochen. 2 Tassen täglich trinken.

Das nervöse Herz

Auch wenn keine organischen Ursachen vorliegen – nervöse Herzbeschwerden und Herzschmerzen sollten immer ernst genommen werden. Meist gilt es, für stabilere Nerven zu sorgen und das Seelenleben insgesamt zu harmonisieren. Die Verabreichung heilender Tees ist eine sinnvolle Ergänzung. Besonders das Herzgespannkraut hat sich in diesem Zusammenhang bewährt. Hilfreich sind auch beruhigende Tees mit Melisse und Baldrian.

Herzgespannkraut wird gesammelt, sobald die Pflanze in Blüte steht. Die unteren holzigen Teile werden entfernt, die Zweige kopfüber zum Trocknen aufgehängt.

Teemischungen bei nervösem Herz

Bei akutem Herzdruck

30 g Herzgespannkraut • 15 g Ysopkraut • 30 g Gänsefingerkraut • 15 g Quendelblätter • 15 g Kümmelfrüchte

2 Esslöffel der Mischung für 1/2 Liter als Aufguss, 15 Minuten ziehen lassen. Bei akutem Herzdruck, der vom Bauch her kommt, die ganze Menge in kleinen Schlucken trinken. Bei chronischen Beschwerden kurmäßig anwenden: 2 Teelöffel pro Tasse Wasser als Aufguss, 3 Wochen lang 2 Tassen täglich trinken.

Sehr entspannend

30 g Herzgespannkraut • 20 g Melissenblätter
15 g Johanniskraut • 15 g Baldrianwurzel

1 Teelöffel für 1 Tasse Wasser als Aufguss. Vor dem Schlafengehen 1 Tasse trinken.

Tip bei nervösen Herzbeschwerden

Nervöse Herzbeschwerden können Sie lindern, indem Sie einen durchblutungsfördernden Herzbalsam wie Rosmarinsalbe auf der Brust verreiben. Auch einige Tropfen des ätherischen Öls von Basilikum, in die Herzgegend gerieben, sind hilfreich.

Die Venen

Die Aufgabe der Venen ist es, das sauerstoffarme, schlackenreiche Blut zum Herzen zurückzuführen. Liegt eine Bindegewebsschwäche vor, und ist der Blutabfluss vermindert, kommt es zur Bildung von Krampfadern – die Venen sind erweitert und wölben sich sichtbar aus der Haut. Ausgeprägte Krampfaderleiden müssen ärztlich behandelt werden, da die Gefahr der Blutgerinnselbildung besteht. Bei leichteren Beschwerden helfen häufig schon einige einfache Maßnahmen:

- Übergewicht abbauen
- Langes Stehen vermeiden
- Die Beine mehrmals täglich für kurze Zeit hochlegen
- Kalte Schenkelgüsse machen
- Massagen mit der Trockenbürste durchführen
- Spazieren gehen und schwimmen

Bei Venenleiden unterstützen Heilpflanzentees andere Maßnahmen wie z. B. Kompressionsbehandlungen oder Wasseranwendungen.

Ein weiteres weit verbreitetes Venenleiden sind Hämorrhoiden, krampfaderähnliche, beutelige Verdickungen im Bereich des Afters. Der verminderte Blutabfluss hängt hierbei oft mit einer Verdauungsschwäche zusammen. Der Stuhlgang ist schmerzhaft, oft blutig, die Aftergegend juckt und entzündet sich immer wieder. Bei Blut im Stuhl muss die Ursache unbedingt geklärt werden. Es muss sicher sein, dass es nicht vom Magen oder vom Darm herrührt. Auch bei Hämorrhoiden kann die richtige Lebensweise zu weitgehender Beschwerdefreiheit verhelfen:

- Für regelmäßigen Stuhlgang sorgen
- Verstopfung vermeiden
- Auf ballaststoffreiche Kost umsteigen (Obst, Gemüse, Vollkornprodukte)
- Keine scharfen Gewürze und blähenden Speisen essen
- Wenig Alkohol trinken

Pflanzen bei Venenleiden

Ein gutes Venentherapeutikum ist die Mäusedornwurzel. Sie bringt entzündete Hämorrhoidalknoten zum Abschwellen, wirkt entzündungshemmend und gefäßzusammenziehend.

Buchweizenkraut (Glykoside, Flavonoide, Gerbstoffe)
Buchweizenkraut enthält Rutin, ein Stoff, der die Kapillaren abdichtet. Dadurch lindert er die Beschwerden bei Krampfaderleiden und Ödemen.
▶ 1 bis 2 Teelöffel mit 1 Tasse heißem Wasser übergießen, 1 Minute kochen, dann 10 Minuten ziehen lassen. 4 Wochen lang 2 bis 3 Tassen täglich trinken.

Hamamelis (Gerbstoffe, Flavonoide, ätherische Öle)
Rinde und Blätter des Hamamelisstrauchs wirken gefäßzusammenziehend und mild blutgerinnungsfördernd. Ihre Anwendung empfiehlt sich bei allen Entzündungen und Erweiterungen der Venen.
▶ 1 Teelöffel der Blätter für 1 Tasse Wasser als Abkochung (4 Minuten). Bei Bedarf 2 Tassen täglich trinken.

Raute (Wein- oder Gartenraute) (Glykoside, Alkaloide, Gerbstoffe, ätherische Öle)
Wie der Buchweizen enthält auch die Raute gefäßabdichtendes Rutin. Sie ist bei venösen Stauungen und Beingeschwüren angezeigt. Meist wird die Raute in Mischungen verwendet, kann aber auch als Einzeltee eingesetzt werden.
▶ 1 Teelöffel für 1 Tasse Wasser als Aufguss. Täglich 2 Tassen trinken. Nicht in der Schwangerschaft.

Rosskastaniensamen (Saponine, Gerbstoffe, Flavonoide)
Rosskastaniensamen werden sehr häufig und mit nachweisbarem Effekt bei venösen Stauungen eingesetzt. Der saponinähnliche Stoff Aescin aus den braunen Fruchtschalen vermindert die Durchlässigkeit der Kapillaren und fördert damit den venösen Rückfluss.
▶ 1 Teelöffel für 1 Tasse Wasser als Abkochung. Jeweils nach dem Essen 1 Tasse trinken.

Teemischungen bei Venenleiden

Venenwirksam und entwässernd
Brennnesselkraut • Hamamelisblätter • Rosskastaniensamen • Stiefmütterchenkraut • Ringelblumenblüten Buchweizenkraut
1 Teelöffel für 1 Tasse Wasser als Aufguss. 2 Wochen lang 2 Tassen täglich trinken.

Ganz ähnlich wie die Rosskastanie wirkt auch das Kraut des Steinklees. Zusätzlich regt es bei Ödemen den Lymphabfluss an.

Leber-Venen-Tee
20 g Hamamelisblätter • 20 g Ackerschachtelhalmkraut 15 g Boldoblätter • 15 g Steinkleekraut • 30 g Mariendistelfrüchte
1 Teelöffel für 1 Tasse Wasser als Aufguss. 6 Wochen lang 1 bis 2 Tassen täglich trinken.

Bei Wasser in den Beinen
Steinkleekraut • Brennnesselblätter • Hauhechelwurzel Ackerschachtelhalmkraut • Sandseggenwurzel
2 Teelöffel für 1 Tasse Wasser als Aufguss, 15 Minuten ziehen lassen. 1 Woche lang 3 Tassen täglich trinken.

Wirkt auf das Gefäßsystem
20 g Rosskastanienblüten • 20 g Steinkleekraut
15 g Hirtentäschelkraut • 15 g Schafgarbenblüten
10 g Hamamelisblätter • 10 g Ringelblumenblüten
1 Teelöffel für 1 Tasse Wasser als Aufguss. 2 bis 3 Wochen lang 3-mal täglich 1 Tasse warm trinken.

Verdauungsfördernd
Kamillenblüten • Fenchelfrüchte • Faulbaumrinde
1 bis 2 Teelöffel für 1 Tasse Wasser als Aufguss, 10 Minuten ziehen lassen. Morgens und abends 1 Tasse trinken. Nicht länger als 1 Woche am Stück anwenden.

Der Kopfbereich

Bei Beschwerden von Mund und Hals, Augen und Ohren werden Heilpflanzentees in der Hauptsache zum Gurgeln, für Spülungen oder auch für lindernde Umschläge und Auflagen verwendet. Sie reinigen die Schleimhäute, fördern die Durchblutung, mildern Entzündungen ab und stärken die lokale Abwehr. Trinktees spielen in diesem Zusammenhang eine weniger wichtige Rolle, können aber dennoch behandlungsbegleitend eingesetzt werden.

Bei Schluckbeschwerden wirkt die Mischung aus Bibernellwurzel, Salbeiblättern und Kamillenblüten entzündungslindernd. 2 Teelöffel für 1 Tasse Wasser als Aufguss. Alle 2 Stunden gurgeln.

Mund und Hals

Wenn sich Krankheitserreger in Mund, Rachen und Nase ausbreiten, kommt es zu Halsentzündungen, an denen häufig die Mandeln beteiligt sind. Bessern sich Ihre Beschwerden nach drei Tagen Selbstbehandlung nicht, lassen Sie ärztlicherseits klären, ob es sich lediglich um eine durch Viren verursachte erkältungsbedingte Halsentzündung oder um eine bakterielle Mandelentzündung handelt.

Entzündungshemmende Gurgelmischungen

Bei beginnender Halsentzündung
Kamillenblüten • Salbeiblätter
2 Teelöffel für 1 Tasse Wasser als Aufguss. Alle 2 Stunden warm gurgeln.

Reizlindernd
30 g Eibischwurzel • 20 g Malvenblätter und -blüten
20 g Brombeerblätter
2 Esslöffel für 1/2 Liter Wasser als Abkochung. 2 Tassen täglich als Tee trinken und zusätzlich regelmäßig damit gurgeln und spülen.

Bei häufigen Halsentzündungen
30 g Bibernellwurzel • 30 g Kamillenblüten
15 g Blutwurz
1 Teelöffel für 1 Tasse Wasser als 2-minütige Abkochung. Mehrmals täglich gurgeln.

Ist die Mund- und Rachenentzündung chronisch: Blutwurz, Bibernell- und Eibischwurzel zu gleichen Teilen mischen, aus 2 Teelöffeln für 1 Tasse Wasser eine 10-minütige Abkochung bereiten und mehrmals täglich damit spülen.

Entzündungshemmend
30 g Brombeerblätter • 20 g Salbeiblätter • 20 g Malvenblätter • 20 g Rosmarinblätter
3 Esslöffel für 1/2 Liter Wasser als Abkochung. Mehrmals täglich spülen.

Für die entzündete Mundschleimhaut
30 g Salbeiblätter • 20 g Thymiankraut • 20 g Rosmarinblätter
1 Esslöffel für 1 Tasse Wasser als Aufguss. Mehrmals täglich warm spülen, vor allem nach dem Essen, um Speisereste zu entfernen.

Zahnfleisch und Mundschleimhaut

Wenn Sie häufig unter Blutungen des Zahnfleischs und der Mundschleimhaut leiden, sind folgende Heilpflanzenanwendungen hilfreich:

- Spülen mit Hirtentäschelkraut (2 Teelöffel für 1 Tasse Wasser als Aufguss). Es ist als Wundkraut der Hirten bekannt.
- Betupfen der betroffenen Stellen mit Myrrhentinktur. Sie wirkt zusammenziehend und entzündungswidrig. Hilft auch bei Mundbläschen.
- Spülen mit einer Mischung zu gleichen Teilen aus Myrrhen- und Blutwurztinktur (15 Tropfen auf 1 Glas Wasser).

Die Augen

Tees zur Augenbehandlung bereitet man am besten immer frisch und als Abkochung zu. Für Aufgüsse destilliertes Wasser verwenden. Für Auflagen und Umschläge empfehlen sich steril abgepackte Stoffbinden. Bei Verschlimmerung der Beschwerden holen Sie bitte augenärztlichen Rat ein.

Sind die Augen übermüdet, hilft Fenchelwasser: 2 Teelöffel zerdrückte Fenchelfrüchte für 1 Tasse Wasser als Aufguss. Ein Taschentuch damit tränken und warm auflegen.

Entzündungen

▶ Augentrost hilft bei Bindehaut- und Lidentzündungen: 2 Teelöffel des Krauts mit 2 Tassen kaltem Wasser übergießen, erhitzen und 5 Minuten kochen. Den Tee abkühlen lassen und für Umschläge verwenden. Gleichzeitig 3-mal täglich 1 Tasse davon warm trinken.

▶ Versuchen kann man auch eine Mischung zu gleichen Teilen mit Kamillenblüten (1 bis 2 Teelöffel für 1 Tasse Wasser als Aufguss). Auf Kamille reagieren die Augen manchmal allerdings mit Reizungen.

▶ Antiseptische Wirkung hat das ätherische Öl in zerstoßenen Fenchelfrüchten. 35 Gramm Augentrostkraut mit 15 Gramm Fenchelfrüchten mischen (1 Teelöffel für 1 Tasse Wasser als Aufguss). Morgens und abends mit dem warmen Tee Augenspülungen machen.

Gerstenkörner

Bei Gerstenkörnern handelt es sich um ansteckende Talgdrüseninfektionen am Wimpernrand. Meist treten sie im Zusammenhang mit Erschöpfungszuständen und großer Müdigkeit auf. Linderung schafft auch hier der Teeaufguss aus Augentrostkraut und Kamille. Die Auflagen sollten allerdings heiß erfolgen. Wegen der Ansteckungsgefahr die verwendeten Tücher von anderen Personen fernhalten.

Die Nase

Die Stärkung der körpereigenen Abwehrkräfte ist die einzig wirkungsvolle Hilfe bei Virusinfektionen von Nase und Nebenhöhlen. Ruhe, Schwitzkuren und geeignete Tees unterstützen sie (siehe Seite 61). Begleitend lassen sich die Schnupfenbeschwerden lindern.

Solange das Nasensekret wässrig ist, liegt noch keine bakterielle Entzündung vor. Es helfen Inhalationen, Erkältungsbäder und Tees.

Schnupfen

▶ Kamillendampfbäder lindern die Entzündung (3 bis 4 Esslöffel für 2 Liter Wasser als Aufguss). Den Kopf über die Schüssel beugen, mit einem großen Tuch bedecken und tief durchatmen.

▶ Inhalationen mit ätherischen Ölen desinfizieren. 1/2 Teelöffel Öl (z.B. Eukalyptus-, Pfefferminz- oder Kiefernnadelnöl) für 2 Liter Wasser. Wie oben beschrieben anwenden.

▶ Viel warme Flüssigkeit lockert Schleim. Gut sind Teemischungen mit Spitzwegerich, Schlüsselblume und Königskerze.

▶ Spülungen mit Salzwasser machen die Nase frei. 1/2 Teelöffel Salz für 1 Tasse Wasser: Ein Nasenloch zuhalten und die Salzlösung durch das andere Nasenloch ziehen, bis man sie im Hals spürt.

Entzündete Nebenhöhlen

Nebenhöhlenentzündungen heilen schwer aus, wenn sie verschleppt werden. Bessern sich die typischen Beschwerden (Stirnkopfschmerz, Druckgefühl in der Augenpartie) nach drei Tagen Selbstbehandlung nicht, ziehen Sie einen Arzt oder Heilpraktiker zurate. Außer den oben beschriebenen Maßnahmen empfehlen sich auch Rotlichtbestrahlungen und Inhalationen mit einer Teemischung, die ätherische Öle enthält.

Die Ohren

Besonders bei Kindern kann aus einer nicht ausgeheilten Erkältung leicht eine Mittelohrentzündung entstehen. Im schlimmsten Fall kann sich die Entzündung auf das Innenohr ausweiten und zu Taubheit führen.

Durch die Eustachische Röhre, die Verbindung zwischen Ohr und Nasen-Rachen-Raum, können Krankheitserreger zum Mittelohr gelangen. Auch der Druck von Nasensekret kann Ohrenschmerzen verursachen. Mittelohrentzündungen müssen immer ärztlich behandelt werden.

Akute Schmerzen

Bis die Ursache der Ohrenschmerzen geklärt ist, verschaffen Sie sich so vorübergehend Linderung:

▶ Kamillenteespülung: Warmen Tee mit einer Pipette ins Ohr träufeln, 15 Minuten wirken lassen, dann das Ohr vorsichtig trocknen.

▶ Ohrentropfen: 10 Gramm Kamillenblüten 1 Minute lang in 50 Gramm Olivenöl kochen. Lauwarm als Ohrentropfen verwenden. Nicht bei Verletzungen des Trommelfells und eitriger Mittelohrentzündung.

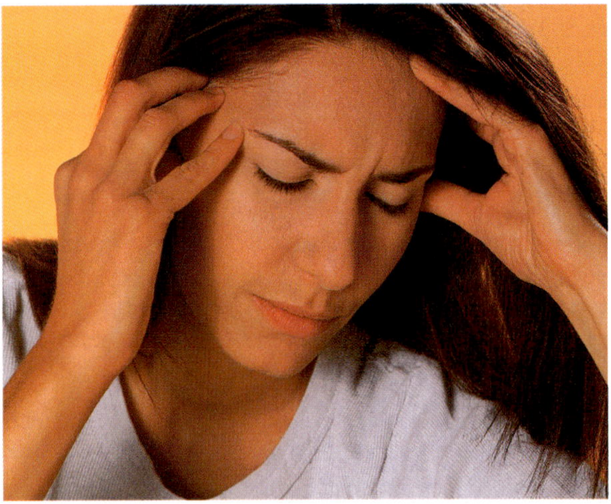

Bei akuten Kopfschmerzen kann ein Heiltee oft die Schmerztablette überflüssig machen.

Kopfschmerzen

Kopfschmerzen haben die verschiedensten Ursachen. Es kann sich um Spannungskopfschmerzen durch verspannte Nacken- und Schultermuskeln handeln, um wetterbedingte Kopfschmerzen, um Vergiftungskopfschmerzen nach übermäßigem Alkohol- und Nikotingenuss oder auch um psychisch verursachte Schmerzen. Auch Infekte sind häufig von Kopfschmerzen begleitet. Manchmal sind die Ursachen sehr ernst (Kopftumor, starker Bluthochdruck).

Die Anwendung von heilenden Tees kann bei der Behandlung von Kopfschmerzen nur eine von vielen Maßnahmen sein. Unbedingt abzuraten ist von ständigem Schmerzmittelgebrauch. Es kann zu Abhängigkeit und Nierenschäden kommen. Auch die vergleichsweise »harmlosen« Aspirintabletten sollten so selten wie möglich eingenommen werden, sie reizen den Magen.

Dauern Kopfschmerzen länger als zwei bis drei Tage, sind sie sehr stark, nehmen sie stetig zu oder kommen sie immer wieder, begeben Sie sich bitte in ärztliche oder heilpraktische Hände.

Teemischungen gegen Kopfschmerzen

Statt Aspirin

30 g Weidenrinde • 30 g Gänsefingerkraut • 25 g Lavendelblüten • 15 g Stiefmütterchenkraut

2 Teelöffel für 1 Tasse Wasser als Aufguss, 15 Minuten ziehen lassen. In akuten Fällen 2 Tassen auf einmal trinken. Sind die Kopfschmerzen chronisch, nach ärztlicher Absprache 1 bis 4 Tassen täglich zu sich nehmen.

Schmerzlindernd

Weidenblätter • Weidenrinde • Mädesüßkraut
Birkenblätter • Melissenblätter

2 Esslöffel dieser Mischung zu gleichen Teilen für 1/2 Liter als Aufguss. Bis zum Nachlassen der Schmerzen stündlich 1 Tasse trinken.

Leber und Gallenblase

Die Leber ist für das Stoffwechselgeschehen außerordentlich wichtig. Sie ist die größte Drüse im menschlichen Organismus und bei einem Erwachsenen etwa 1,5 Kilogramm schwer. Die Leber, die sich in einen rechten und einen kleineren linken Leberlappen teilt, produziert u. a. Gallensaft und sorgt für die Entgiftung körpereigener und körperfremder Stoffe. Die Gallenblase ist ein birnenförmiger Schleimhautsack und liegt unter dem rechten Leberlappen. Sie ist das Speicherorgan für die Galle und hat ein Fassungsvermögen von etwa 50 Millilitern. Bevor die Galle in den Darm gelangt, wird sie in der Gallenblase eingedickt.

Galle enthält Gallensäuren, Gallenfarbstoffe, Fett, Fettsäuren, Salze und Schleim.

Behandlung bei Beschwerden

Machen Leber und Gallenblase Beschwerden, müssen diese ärztlich behandelt werden. Heiltees sollten immer nur in Absprache eingesetzt werden. Leber und Gallenblase sind funktionell eng miteinander verbunden. Die meisten verdauungsbeeinflussenden Heilpflanzen sind übergreifend wirksam, Lebermittel wirken gleichzeitig auf die Gallenblase und umgekehrt. Es ist zu beachten, dass Heiltees für die Galle erst in Betracht kommen, wenn akute Entzündungen bereits abgeklungen sind.

Gallenkolik und Gallensteine

- Gallensteine können sich bilden, wenn die Gallenwege entzündet sind oder es zu Stauungen des Gallenflusses kommt. Seltener sind Stoffwechselstörungen die Ursache.
- Klemmen sich die Steine ein, kann dies eine Gallenkolik auslösen: Im rechten Oberbauch kommt es plötzlich zu krampfartigen, sehr heftigen Schmerzen, begleitet von Übelkeit, Brechreiz und Schweißausbrüchen.

Pflanzen für die Leber

Artischocke (Bitterstoffe, Cynarin)
Von dieser Pflanze werden die jungen Blütenböden verwendet. Das in ihr enthaltene Cynarin wirkt leberschützend und stimuliert die Gallensaftproduktion. Sie lindert galleverursachten Brechreiz, Völlegefühl und Blähungen. Außerdem senkt sie den Cholesterinspiegel.
Mariendistelfrüchte (Flavonoide, Bitterstoffe, Silymarine, ätherische Öle)
Die Mariendistel hat von allen bekannten Heilpflanzen mit Abstand die beste Heilwirkung auf das Lebergewebe. Indem sie die Zellmembranen stabilisiert, schützt sie die Leber vor jeder Form von Gift. Ihre wirksamsten Inhaltsstoffe sind Silymarine, die in den Früchten gebildet werden. Die Mariendistel beugt Leberschäden vor, wird aber auch zur Behandlung bei Hepatitis und Fettleber (besonders von Alkoholikern) sowie Leberzirrhose eingesetzt. Auch bei langfristiger Anwendung sind keine unerwünschten Wirkungen zu befürchten.
▶ 1 Teelöffel zerquetschte Früchte für 1 Tasse Wasser als Aufguss, 10 bis 15 Minuten ziehen lassen und langsam trinken. Als Kur: Über einen Zeitraum von 2 Monaten 3-mal täglich 1 Tasse morgens auf nüchternen Magen, vor dem Mittagessen und vor dem Schlafengehen zu sich nehmen. Zur Geschmacksverbesserung können die Mariendistelfrüchte mit Pfefferminzblättern kombiniert werden.
Löwenzahn, Boldoblätter und **Wermut** wirken ebenfalls gut auf die Leber. Sie werden weniger als Einzelpflanzen verwendet, sondern in erster Linie in Teemischungen eingesetzt. Genauere Beschreibungen finden Sie im Kapitel »Der Verdauungstrakt« auf Seite 103 (Boldoblätter) und Seite 107 (Löwenzahn).

Die Mariendistel wächst in Südeuropa, Nordafrika und Kleinasien. Mit ihren purpurrot gefärbten Blüten und ihren marmorierten Blättern gehört sie zu den schönsten Vertreterinnen ihrer Art.

Teemischungen für die Leber

Leberschützend
60 g Mariendistelfrüchte • 20 g Pfefferminzblätter 10 g Brombeerblätter • 10 g Wermutkraut • 5 g Kümmelfrüchte • 5 g Fenchelfrüchte
1 bis 2 Teelöffel für 1 Tasse Wasser als Aufguss, 10 Minuten ziehen lassen. 6 Wochen lang täglich 3 bis 4 Tassen zu sich nehmen, am besten jeweils 1/2 Stunde vor den Mahlzeiten.

Einen einfachen Lebertee können Sie aus Mariendistelfrüchten sowie Löwenzahnwurzel und -kraut mischen. Verwenden Sie 1 Teelöffel für 1 Tasse Wasser als Aufguss. Trinken Sie den Tee 2 bis 3 Wochen lang.

Breit wirkend
50 g Mariendistelfrüchte • 20 g Löwenzahnwurzel und -kraut • 20 g Pfefferminzblätter • 15 g Fenchelfrüchte 10 g Anisfrüchte • 5 g Blutwurz
2 Teelöffel für 1 Tasse Wasser als Aufguss. 20 Minuten ziehen lassen. 6 Wochen lang morgens und abends 1 Tasse trinken.

Pflanzen für die Gallenblase

Die gallenwirksamen Heilpflanzen werden in Choleretika und Cholagoga unterteilt. Erstere regen den Abfluss der in der Gallenblase gespeicherten Galle in den Darm an, Cholagoga fördern die Galleproduktion in der Leber. Die hier aufgeführten Pflanzen weisen beide Wirkungen auf.

Erdrauchkraut (Alkaloide, Flavonoide)
Erdrauchkraut reguliert den Abfluss aus der Gallenblase und wirkt leicht krampflösend. Es wird hauptsächlich bei schmerzhaften Gallenblasenbeschwerden eingesetzt.

▶ 2 Teelöffel für 1 Tasse Wasser als Aufguss, 10 Minuten ziehen lassen. 2 bis 3 Tassen täglich warm und schluckweise zu sich nehmen.

Kurkuma (Gelbwurz) (Bitterstoffe, ätherische Öle)
Gelbwurz wirkt stark gallensaftfördernd. Bei übersäuertem Magen kann es allerdings zu Reizerscheinungen kommen.

▶ 1 Teelöffel für 1 Tasse Wasser als Abkochung, bei akutem Bedarf 1 Tasse trinken.

Rettich
Die Volksmedizin kennt Rettich schon seit langem als gallenwirksames Mittel. Er fördert die Tätigkeit der Verdauungsdrüsen und die Motorik von Magen und Darm.

▶ Aus geriebenem Rettich wird der Saft gepresst. Man nimmt 5 Tage lang 1/4 Liter Saft zu sich, pausiert dann 3 Tage und wiederholt die Kur.

Stark gallensaftanregend ist die Mischung zu gleichen Teilen aus Pfefferminzblättern, Löwenzahnwurzel, Erdrauch- und Andornkraut. 1 Teelöffel für 1 Tasse Wasser als Aufguss, 2 Tassen täglich trinken.

Teemischungen für die Gallenblase

Bei Stauungserscheinungen
60 g Odermennigkraut • 30 g Wermutkraut
1 Teelöffel für 1 Tasse Wasser als Aufguss, 2 Minuten ziehen lassen und warm trinken.

Gallentreibend, verdauungsanregend
30 g Löwenzahnwurzel und -kraut • 20 g Kurkuma
20 g Mariendistelfrüchte • 20 g Pfefferminzblätter
10 g Kümmelfrüchte
1 Esslöffel der Mischung für 1 Tasse Wasser als Aufguss, 10 Minuten ziehen lassen. 3- bis 4-mal täglich 1 Tasse trinken, jeweils 1/2 Stunde vor den Mahlzeiten.

Krampflösend, abführend
30 g Kümmelfrüchte • 30 g Anisfrüchte • 20 g Gänsefingerkraut • 20 g Sennesblätter • 10 g Löwenzahnwurzel und -kraut • 10 g Pfefferminzblätter
1 Esslöffel für 2 Tassen Wasser als Aufguss, 1 Tasse täglich trinken. Nicht länger als 1 Woche.

Die Nerven

Heutzutage gibt es nur wenige Menschen, die nicht mit Nervosität, Hektik und Stress zu kämpfen haben. Beruf und Familie und sogar die Gestaltung der Freizeit stellen hohe Anforderungen. Hinzu kommt, dass wir so vielen Reizen ausgesetzt sind, dass wir sie kaum mehr kanalisieren können. All diese Faktoren schaden dem Wohlbefinden erheblich. Auf Dauer kann es zu einer ganzen Reihe von Beschwerden wie Herz-, Kreislauf- und Verdauungsstörungen kommen.

Zahlreiche Heilpflanzen können nervöse Erregungszustände dämpfen, ohne dass die Konzentrationsfähigkeit, die wir zur Erledigung unserer täglichen Aufgaben brauchen, beeinträchtigt wird. Sie helfen zu entspannen, machen aber nicht müde.

Erfinder des autogenen Trainings war der Göttinger Nervenarzt Johann Heinrich Schultz (1884–1970). Diese Methode der Selbstsuggestion kann in vielen Bildungseinrichtungen erlernt werden.

Für Ruhe und Entspannung sorgen

Neben der Anwendung von Heilpflanzen gibt es eine Reihe weiterer Möglichkeiten, sich von innerem Druck zu entlasten. Wichtig ist es, einen Ausgleich zwischen Spannungs- und Entspannungsphasen zu schaffen. Die Herausforderung, unser Bestes zu geben, sei es beruflich oder privat, kann dann als positiv erlebt werden, wenn immer wieder Zeit bleibt, zu regenerieren und aufzutanken. Der erste Schritt kann der Besuch eines Kurses zum Thema »Zeitmanagement« sein. Die persönlich zur Verfügung stehende Zeit systematisch einzuteilen lohnt sich. Stress wird abgebaut, und es entstehen Freiräume. Zu empfehlen ist weiterhin das autogene Training. Die Zeit, um diese Entspannungsmethode zu erlernen, ist gut investiert. Es handelt sich um eine Kombination aus bestimmten Yogastellungen und autosuggestiven Übungen.

Nervenberuhigende Pflanzen

Apfel
Erfrischend und gleichzeitig mild nervenberuhigend wirkt Apfelschalentee. Auch kann man einfach 1 Apfel in Stücke schneiden und heiß überbrühen. Den Tee 1 Stunde ziehen lassen, die Apfelstückchen essen und die Flüssigkeit trinken. Bei Bedarf mit Honig süßen.

Baldrianwurzel (Alkaloide, ätherische Öle)
Bei allen Formen nervlicher Überreizung, bei nervös bedingten Magen-Darm-Krämpfen und bei Herz-Rhythmus-Störungen wirkt Baldrian leicht beruhigend.

▶ 2 Teelöffel für 1 Tasse Wasser als Aufguss oder auch als Kaltauszug, 10 Stunden ziehen lassen (morgens bereiten, abends abseihen, etwas erwärmen und vor dem Schlafengehen trinken). Manche Menschen kommen, wenn sie Baldriantee trinken, morgens schlechter aus dem Bett.

Hopfen (Bitterstoffe, ätherische Öle, Flavonoide)
Die gelben Drüsen der Hopfenfruchtzapfen enthalten ein bitteres Harz, das für die beruhigende Wirkung sorgt. Diese ist etwas schwächer als beim Baldrian. Da der Hopfen auch östrogenähnliche Stoffe enthält, dämpft er sexuelle Übererregbarkeit.

▶ 2 Teelöffel für 1 Tasse Wasser als Aufguss. Vor dem Schlafengehen 1 Tasse trinken. Nur bei Bedarf trinken.

Rosmarinblätter haben nicht nur eine kreislaufanregende, sondern auch eine nervenkräftigende und beruhigende Wirkung. Deshalb werden sie oft in Mischungen gegen allgemeine Schwäche verwendet.

Tip aus der chinesischen Medizin

Beruhigend und ausgleichend, besonders bei nervösen Herzbeschwerden, ist ein Kaltauszug aus Herzgespannkraut. Man nimmt 2 Teelöffel des sehr fein zerkleinerten Krauts auf 2 Tassen Wasser als Aufguss oder bereitet einen Tee aus 2 Gramm Pulver mit 1 Tasse kochendem Wasser. Mehrere Wochen lang 1 bis 2 Tassen täglich trinken.

Auch Pomeranzenschalen haben bei nervöser Unruhe einen mild beruhigenden Effekt. Aromatischer und weniger bitter sind Pomeranzenblüten. Diese werden im Handel auch als Orangenblüten geführt.

Johanniskraut (ätherische Öle, Gerbstoffe, Hypericin)
Johanniskraut stärkt die Nerven, dämpft Angst und Unruhe, entspannt und kann erfolgreich bei leichten Depressionen eingesetzt werden. Seine stimmungsaufhellende Wirkung entfaltet das Johanniskraut erst nach einigen Wochen. Deshalb empfiehlt es sich, Johanniskrauttee kurmäßig über einen Zeitraum von 2 bis 3 Monaten zu trinken. Unerwünschte Nebenwirkungen sind nicht zu befürchten, auch macht Johanniskraut nicht müde. Vorsicht ist lediglich im Umgang mit der Sonne geboten. Es kann zu einer erhöhten Lichtempfindlichkeit kommen (siehe Seite 17).

▶ 1 Teelöffel für 1 Tasse Wasser als Aufguss, 5 Minuten ziehen lassen. Morgens und abends 1 Tasse trinken.

Lavendelblüten (Gerbstoffe, Flavonoide, äherische Öle)
Die aromatisch schmeckenden Blüten des Lavendel beruhigen mild und kräftigen die Nerven.

▶ 1 bis 2 Teelöffel für 1 Tasse Wasser als Aufguss.

Melissenblätter (Gerb- und Bitterstoffe, äherische Öle)
Bei jeder Form von nervöser Störung, bei nervösem Magen oder nervösem Herz und auch zum Einschlafen können Melissenblätter verwendet werden.

▶ 2 Teelöffel für 1 Tasse Wasser als Aufguss, 15 Minuten ziehen lassen. Morgens und abends 1 Tasse trinken.

Passionsblumenkraut (Flavonoide, Cumarin)
Oft wird Passionsblumenkraut in Teemischungen verwendet, es hilft bei nervöser Übererregbarkeit.

▶ 1 Teelöffel für 1 Tasse Wasser als Aufguss. Vor dem Schlafengehen 1 Tasse trinken.

Rosenblüten (Gerbstoffe, Flavonoide, ätherische Öle)
Die Volksmedizin schätzt Rosenblüten seit jeher als Mittel zur Nervenstärkung.

▶ 1 Teelöffel für 1 Tasse Wasser als Aufguss, 10 Minuten ziehen lassen, 1 bis 2 Tassen täglich trinken.

Nervenberuhigende Teemischungen

Bei Angst- und Spannungszuständen
30 g Johanniskraut • 20 g Pfefferminzblätter
15 g Melissenblätter
1 bis 2 Teelöffel für 1 Tasse Wasser als Aufguss. Über den Tag verteilt 2 bis 3 Tassen zu sich nehmen.

Nervenstärkend
Baldrianwurzel • Melissenblätter • Pfefferminzblätter
Basilikumblätter • Orangenblüten
2 Teelöffel für 1 Tasse Wasser als Aufguss, 3 Tassen täglich trinken.

Mild beruhigend, kreislaufwirksam
20 g Weißdornblüten • 15 g Mistelkraut • 15 g Rautenkraut • 15 g Melissenblätter • 10 g Baldrianwurzel
5 g Kümmelfrüchte
1 bis 2 Teelöffel der Mischung für 1 Tasse Wasser als Aufguss, 10 Minuten ziehen lassen. Abends vor dem Schlafengehen 1 Tasse zu sich nehmen.

Eine Reihe verdauungswirksamer Pflanzen wirkt ebenfalls kräftigend und stärkend auf das Nervensystem. Hier sind vor allem die Pfefferminze, das Basilikum, der Thymian und die Engelwurz zu nennen.

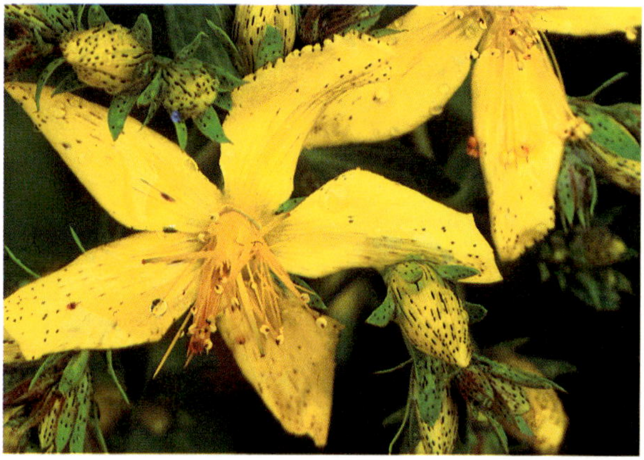

Ein Glücklichmacher von der Blumenwiese: Johanniskraut wirkt stimmungsaufhellend.

Schlafstörungen

Zu den am meisten verbreiteten Übeln gehören Schlafstörungen. Fast jeder Dritte hat gelegentlich oder häufig Schwierigkeiten, ein- oder durchzuschlafen. Der Grund ist meist eine nervliche Überreizung. Werden Schlafstörungen zum Dauerproblem, muss den Ursachen auf den Grund gegangen werden. Übermäßiger Alkohol- oder Kaffeegenuss kann ebenso dafür verantwortlich sein wie unbewältige emotionale Probleme. Auch die Einnahme bestimmter Medikamente kann Schlafstörungen zur Folge haben (Appetitzügler, koffeinhaltige Schmerz- und Grippemittel, Hormonpräparate wie die Antibabypille oder Östrogene gegen Wechseljahrebeschwerden). Verschiedene der behandelten Heilpflanzen wie Baldrian, Hopfen oder Passionsblume sind einem gesunden Schlaf förderlich. Im Gegensatz zu den meisten chemischen Schlafmitteln stören Heiltees den für die nächtliche Erholung wichtigen REM-Schlaf nicht (REM:»rapid eye movement«, lebhafte Augenbewegungen weisen auf Gehirnaktivitäten hin). Auch besteht nicht die Gefahr, abhängig zu werden. Dennoch sind Schlaftees nicht zur Daueranwendung gedacht.

In die Reihe der schlaffördernden Heilpflanzen gehört auch der »kleine Bruder« des Wermuts, der Beifuß. Ein Tee aus Beifußkraut beruhigt auf milde Weise, sollte in der Schwangerschaft allerdings nicht getrunken werden.

Sanfte Einschlafhilfen

Mitunter helfen schon einige einfache Maßnahmen, um wieder zu einem besseren Schlaf zu kommen.

- Ein Abendspaziergang an frischer Luft beruhigt.
- Nehmen Sie abends keine schweren Mahlzeiten mehr zu sich.
- Gönnen Sie sich mindestens 1 Stunde Ruhe in der Zeit vor dem Zubettgehen.
- Suchen Sie sich Hilfe, wenn Sie mit einem Problem nicht fertig werden. Reden Sie darüber.

Teemischungen gegen Schlafstörungen

Sanft beruhigend
Lavendelblüten • Baldrianwurzel • Johanniskraut Schlüsselblumenblüten
1 Teelöffel für 1 Tasse Wasser als Aufguss, 5 bis 10 Minuten ziehen lassen. Vor dem Schlafengehen 1 Tasse schluckweise trinken. Statt Baldrian können Sie auch Hopfenzapfen verwenden.

Bei nervöser Schlaflosigkeit
20 g Passionsblumenkraut • 20 g Hopfenzapfen 15 g Orangenblüten • 15 g Melissenblätter
1 bis 2 Teelöffel für 1 Tasse Wasser als Aufguss, 5 Minuten ziehen lassen. 1 Tasse am frühen Abend, 1 weitere vor dem Schlafengehen trinken (nicht zu heiß).

Mild und fruchtig
30 g Basilikumblätter • 30 g Hagebuttenfrüchte 20 g Orangenblüten
1 Esslöffel für 1 Tasse Wasser als Aufguss. Vor dem Schlafengehen 1 bis 2 Tassen trinken.

Klassischer Schlaftee
30 g Hopfenzapfen • 30 g Melissenblätter • 20 g Baldrianwurzel
1 bis 2 Teelöffel für 1 Tasse Wasser als Aufguss. Vor dem Schlafengehen 1 bis 2 Tassen trinken.

Vertreibt die Schwermut
Boldoblätter • Pfefferminzblätter • Rosmarinblätter Waldmeisterkraut
1 Teelöffel für 1 Tasse Wasser als Aufguss. Abends 1 Tasse warm trinken.

Schlaffördernd und gleichzeitig kräftigend ist folgender Tee: Mischen Sie 25 Gramm Melissenblätter mit je 15 Gramm Hopfenzapfen und Engelwurz sowie je 5 Gramm Lavendelblüten und Schafgarbenkraut. 1 bis 2 Teelöffel für 1 Tasse Wasser als Aufguss.

Heiltees in der Schönheitspflege

Die grundlegende Beschaffenheit der Haut kann – soviel scheint heute klar zu sein – durch Kosmetika kaum beeinflusst werden. Die wirklich nährbedürftigen Hautzellen, die den Alterungsgrad der Haut bestimmen, liegen unterhalb der Hornschicht und können deshalb von außen nur begrenzt erreicht werden. Sie brauchen vor allem Aminosäuren und Glukose, deren Moleküle aber so groß sind, dass sie bei äußerlichen Anwendungen nur in kleinen Mengen von der Haut aufgenommen werden. Sinn- und wirkungsvoll sind Kosmetika, wenn es darum geht, das Erscheinungsbild der Haut zu verbessern, sie gesund und vital zu erhalten oder auf vorübergehende Irritationen zu reagieren. Eine trockene Haut kann zusätzlichen Schutz durch Feuchtigkeitssubstanzen erhalten, bei fettiger Haut kann überschüssiges Fett entfernt werden. Abgesehen davon tut es natürlich auch der Seele gut, sich mit verschiedensten Produkten zu verwöhnen.

Cremes, Lotionen und Wässerchen

In den meisten Produkten der modernen Kosmetikindustrie sind Auszüge der verschiedensten Heilpflanzen enthalten. Und auch die Naturkosmetik bedient sich der Kräfte der Natur in vielfältiger Weise. Seit langem wird schon das pflegende Azulen der Kamille für Gesichts- und Handcremes genutzt, ebenso geläufig sind Ringelblume oder Hamamelis. In der Haarpflege haben sich u. a. Klettenwurzel-, Brennnessel- und auch Birkenblätterextrakte bewährt. Ätherische Öle, insbesondere Orangenblüten- und Lavendelöl, fördern die Aussscheidung von Abfallstoffen und regen die Regeneration der Zellen an.

Gesichtsdampfbäder

Dampfbäder wirken tief hautreinigend, durchblutungs- und sekretionsfördernd. Bei eher fettiger Haut können sie deshalb häufiger angewendet werden als bei trockener: 1 Hand voll Kräuter nach Wahl reichen für 1 Liter Wasser als Aufguss. In eine Schüssel geben, das Gesicht darüber beugen und mit einem Tuch bedeckt 5 Minuten über dem Dampf schwitzen.

Geeignete Heilpflanzen

Für trockene Haut
Lavendelblüten, Schafgarbenkraut, Rosenblüten

Für fettige, unreine Haut
Arnikablüten, Gänseblümchen, Lindenblüten, Salbeiblätter, Melissenblätter, Zinnkraut

Für jeden Hauttyp
Kamillenblüten, Ringelblumenblüten

Bäder und Waschungen

Für ein Vollbad empfiehlt es sich, 1 bis 1 1/2 Liter als starken Aufguss zu bereiten und diesen dann als Badezusatz zu verwenden. Für ein straffendes Zinnkrautbad benötigt man z.B. 40 Gramm für 1 Liter Wasser (10 Minuten bei geringer Hitze kochen lassen), bei einem Rosenbad lässt man 2 Hand voll Rosenblätter in 1 1/2 Litern kochendem Wasser 15 Minuten ziehen. Für Ganzkörperwaschungen reicht ein 1/4 der Menge.

Kompressen

Mit Kompressen lässt sich die Haut je nach gewählter Heilpflanze reinigen, erfrischen, straffen oder beruhigen: 2 Esslöffel für 1/2 Liter als Aufguss, 15 Minuten ziehen lassen, dann die Kräuter gut ausdrücken. Ein Leinen- oder Baumwolltuch mit dem nicht mehr heißen Aufguss tränken und 15 Minuten auf das gereinigte Gesicht legen. Anschließend mit einem kalten Waschlappen 5 Minuten kühlen.

Zur äußerlichen Anwendung

Einfach in der Handhabung und überzeugend in der Wirkung ist die Kombination von Heilkräutern und heißem Wasser auch zur äußerlichen Anwendung. Die Aufgüsse und Abkochungen werden nicht getrunken, sondern für Bäder und Kompressen, Waschungen und Masken verwendet.

Zwei Extratips

Eine Maske für gereizte und gespannte Haut
Die trockene Haut mit Mandelöl einreiben. 100 Gramm Kamillenblüten mit so wenig kochendem Wasser übergießen, dass ein Brei entsteht. Nach 10 Minuten den Brei auf eine Kompresse auftragen, die Kompresse aufs Gesicht legen und einwirken lassen.

Für die fettige Haut
30 g Stiefmütterchenpflanze
30 g Klettenwurzel • 20 g Seifenkrautwurzel • 20 g Birkenblätter
Als Aufguss bereiten und das Gesicht morgens und abends damit waschen.

Der Verdauungstrakt

Die Verdauung ist ein höchst komplizierter Vorgang, bei dem verschiedene Organe zusammenspielen. Über komplexe Regelkreise wird sie vom vegetativen Nervensystem und über Hormone gesteuert. Zum Verdauungsapparat gehören der aus Mundhöhle, Rachen, Speiseröhre, Magen, Dünn- und Dickdarm bestehende Verdauungsgang sowie Gallenblase, Leber und Bauchspeicheldrüse. Bei einem erwachsenen Menschen hat der Verdauungsgang eine Länge von etwa neun Metern, bei Kindern ist er rund sechs Meter lang.

Produziert die Bauchspeicheldrüse zu wenig Insulin, kommt es zu einer Übersättigung des Blutes mit Zucker. Die ersten Symptome von Diabetes sind Zucker im Urin, starker Harndrang und großer Durst.

So funktioniert der Verdauungsgang

Mit rhythmischen Wellenbewegungen sorgen die Muskelschichten der Magen- und Darmwand für die Durchmischung und den Transport der aufgenommenen Nahrung. In der Schleimhaut, mit der die Innenwände ausgekleidet sind, befinden sich Zellen für die Aufnahme der in einzelne Bausteine zerlegten Nahrung. Wie in Mundhöhle, Bauchspeicheldrüse und Leber wird auch hier Verdauungssaft produziert. Die Gallenblase dickt den in der Leber hergestellten verdauungswirksamen Gallensaft ein, speichert ihn und gibt ihn bei Bedarf in den Darm ab. Um die Nahrung in verwertbare Bestandteile zu zerlegen, werden pro Tag etwa sechs Liter Verdauungssaft benötigt.

In der Leber werden zahlreiche lebensnotwendige Stoffe hergestellt und gleichzeitig Gifte neutralisiert (siehe Seite 88). Die Aufgabe der Bauchspeicheldrüse ist es nicht nur, Verdauungssaft herzustellen. Sie produziert auch Insulin, das notwendig ist, um den lebenswichtigen Nahrungsbaustein Zucker aus dem Blut in die Zellen, in denen er gebraucht wird, zu befördern.

Beschwerden im Verdauungssystem

Meist liegen keine organischen Urachen vor, wenn es zu Störungen im Verdauungssystem kommt. Viel häufiger sind Ernährungsfehler, Infektionen oder auch psychische Faktoren wie starke nervliche Beanspruchung, Anspannung und Stress dafür verantwortlich. Für Leistungsfähigkeit und Vitalität ist ein intaktes Verdauungssystem jedoch unabdingbar.

Anzeichen dafür, dass das harmonische Zusammenspiel der Verdauungsorgane an irgendeiner Stelle gestört ist, sind:

- Appetitmangel
- Durchfall
- Übelkeit
- Völlegefühl
- Blähungen
- Sodbrennen
- Verstopfung
- Druckgefühl

Symptome wie Druckgefühl und Sodbrennen deuten auf einen nervösen Magen, der Darm reagiert mit Blähungen oder Verstopfung. Oft wechseln die verschiedenen Symptome auch ab, daher spricht man hier häufig von funktionellen Magen- und Darmstörungen. Damit sind die zum Nahrungsmitteltransport notwendigen Bewegungen ebenso gemeint wie die Produktion der ausreichenden Menge und das richtige Mischungsverhältnis der Verdauungssäfte.

Nicht nur im Hinblick auf einen erholsamen Schlaf, sondern auch für eine geregelte Verdauung ist es wichtig, das Abendessen nicht zu spät einzunehmen. Der Darm braucht einige Zeit, um die Speisen zu verdauen.

Ein wichtiger Bereich der Pflanzenheilkunde

Es gibt eine Vielzahl von Heilpflanzen, die zur Linderung leichterer Beschwerden im Verdauungssystem geeignet sind. Sie greifen in das Verdauungsgeschehen ein, indem sie z. B. die Produktion der Verdauungssäfte anregen, Blähungen lindern und Völlegefühl beseitigen. Ernstere Beschwerden müssen immer ärztlich diagnostiziert und behandelt werden.

Verdauungswirksame Pflanzen

Der Andorn gehört zur Gattung der Lippenblütler. In Mitteleuropa wächst vor allem der Gemeine Andorn, ein hellwolliges Kraut, das etwa einen halben Meter hoch wird.

Andornkraut (Gerb- und Bitterstoffe, ätherische Öle, Flavonoide)
Die Bitterstoffe des Andornkrauts wirken magensaft- und appetitanregend und lindern Völlegefühl. Außerdem verstärken sie die Gallenausscheidung. Andornkraut ist häufig Bestandteil von Gallenteemischungen.
▶ 2 Teelöffel für 1 Tasse Wasser als Aufguss, 5 bis 10 Minuten ziehen lassen, 3-mal täglich 1 Tasse trinken.

Basilienkraut (Gerbstoffe, Flavonoide, ätherische Öle)
Basilienkraut hilft bei Blähungen und verstimmtem Magen, außerdem lindert es nervöse Zustände.
▶ 1 Teelöffel für 1 Tasse Wasser als Aufguss, 10 bis 15 Minuten ziehen lassen und bei akutem Bedarf 1 Tasse trinken. Als Kur: 1 Woche lang täglich 2 Tassen trinken, 2 Wochen pausieren und wiederholen.

Beifußkraut (Bitterstoffe, Flavonoide, ätherische Öle)
Beifuß wirkt wie Wermut, wenngleich milder. Außerdem gilt er als beruhigend.
▶ 1 Teelöffel für 1 Tasse Wasser als Aufguss, 2 Minuten ziehen lassen. 1 bis 3 Tassen täglich trinken. Nicht in der Schwangerschaft einnehmen. Gelegentlich kann es zu allergischen Reaktionen kommen.

Benediktenkraut (Bitterstoffe, Flavonoide, ätherische Öle)
Benediktenkraut ist eine verdauungswirksame Pflanze mit hohem Bitterstoffanteil. Meist wird es in Mischungen verwendet. Es hilft bei Völlegefühl und Blähungen, außerdem unterstützt es die Gallenblasenfunktion und regt die Produktion von Magensaft an.
▶ 1 Teelöffel für 1 Tasse Wasser als Aufguss, 10 Minuten ziehen lassen. 3-mal täglich 1 Tasse trinken. Auch hier treten manchmal Überempfindlichkeitsreaktionen auf.

Bitterkleeblätter (Gerb- und Bitterstoffe, Flavonoide)
Bitterkleeblätter helfen bei Gärungsdurchfällen und Verdauungsbeschwerden durch mangelnden Gallenfluss.
▶ 1 Teelöffel für 1 Tasse Wasser, 10 Minuten ziehen lassen und 1/2 Stunde vor den Mahlzeiten 1 Tasse trinken. Die Bitterstoffe können die Magenschleimhaut reizen.

Bohnenkraut (Gerb- und Bitterstoffe, ätherische Öle)
Bohnenkraut wirkt appetitanregend, fördert die Verdauung und lindert Blähungen. Seiner antiseptischen ätherischen Öle wegen ist es auch bei Gärungsdurchfällen angezeigt.
▶ 2 Teelöffel für 1 Tasse Wasser als Aufguss, 10 Minuten ziehen lassen und bei akutem Bedarf 1 Tasse trinken.

Chinarinde (Bitterstoffe, Alkaloide)
Als allgemein kräftigendes Mittel dient Chinarinde auch der Anregung von Appetit und Verdauungssäften. Nicht bei gereiztem Magen und in der Schwangerschaft.
▶ 1 Teelöffel für 1 Tasse Wasser als Aufguss, jeweils 1/2 Stunde vor dem Essen 1 Tasse trinken.

Engelwurz (Gerb- und Bitterstoffe, ätherische Öle)
Engelwurz ist eine umfassend verdauungswirksame, aromatisch-bittere Heilpflanze. Sie regt den Appetit und die Produktion der Verdauungssäfte an. Das ätherische Öl wirkt blähungswidrig und leicht krampflösend.
▶ 1 bis 2 Teelöffel für 1 Tasse Wasser, 10 Minuten ziehen lassen. 2- bis 3-mal täglich 1 Tasse trinken.

Eine weitere verdauungswirksame Heilpflanze ist der in Chile beheimatete Boldobaum. Seine Blätter sind leicht krampflösend und steigern die Produktion von Magen- und Gallensaft.

Die drei Klassiker bei Blähungen

Die beliebtesten Heilpflanzen bei Blähungserscheinungen sind Anis-, Fenchel- und Kümmelfrüchte. Anis wirkt am mildesten, Kümmel am stärksten. Alle drei sind auch zur Behandlung von Kindern gut geeignet. Um die ätherischen Öle besser herauszulösen, die Früchte mit einem Mörser anquetschen: 1 Teelöffel für 1 Tasse Wasser als Aufguss.

Galgantwurzel (Bitterstoffe, ätherische Öle)
Die bitter schmeckende Galgantwurzel kann zur Anregung der Verdauungssäfte eingesetzt werden. Hildegard von Bingen verwendete sie bei Blähungen und »vergrößertem Magen«.

▶ 1 bis 2 Teelöffel für 1 Tasse Wasser, 5 Minuten ziehen lassen. Bis zu 3-mal täglich 1 Tasse trinken, 1/2 Stunde vor den Mahlzeiten.

Ingwerwurzel (ätherische Öle)
Ingwerwurzel vermehrt Speichelfluss und Magensaft, lindert Blähungen und Übelkeit, fördert Magen- und Darmmotorik. Deshalb: So häufig wie möglich in der Küche verwenden.

Bei gärungsbedingten Durchfällen und nervösen Magen-Darm-Beschwerden sind Lavendelblüten hilfreich. 2 Teelöffel für 1 Tasse Wasser als Aufguss. Bei Bedarf 1 Tasse trinken.

Isländisch Moos (Schleim- und Bitterstoffe)
Seines hohen Schleimgehalts wegen beruhigt Isländisch Moos entzündete Magen- und Darmschleimhäute. Außerdem kräftigt es und regt den Appetit an.

▶ 2 Teelöffel für 1 Tasse Wasser. Kalt ansetzen, zum Sieden bringen und abseihen. 2 bis 3 Tassen täglich trinken.

Kalmuswurzel (Gerb- und Bitterstoffe, ätherische Öle)
Schon seit langem wird diese Wurzel aus der Gruppe der aromatischen Bittermittel bei nervös bedingten Verdauungsstörungen eingesetzt. Sie ist kräftigend, appetitsteigernd und verdauungsfördernd.

▶ 1 1/2 Teelöffel für 1 Tasse Wasser als Aufguss, 10 Minuten ziehen lassen. 2- bis 3-mal täglich 1 Tasse trinken.

Lavendelblüten (Gerbstoffe, ätherische Öle)
Lavendelblüten werden nicht nur in beruhigenden Teemischungen eingesetzt, sondern aufgrund ihrer blähungswidrigen und gallenanregenden Eigenschaften auch für den Verdauungsapparat. Bei Gärungsdurchfällen und nervösem Magen sind sie besonders angezeigt.

▶ 2 Teelöffel für 1 Tasse Wasser als Aufguss. Bei Bedarf 1 Tasse trinken.

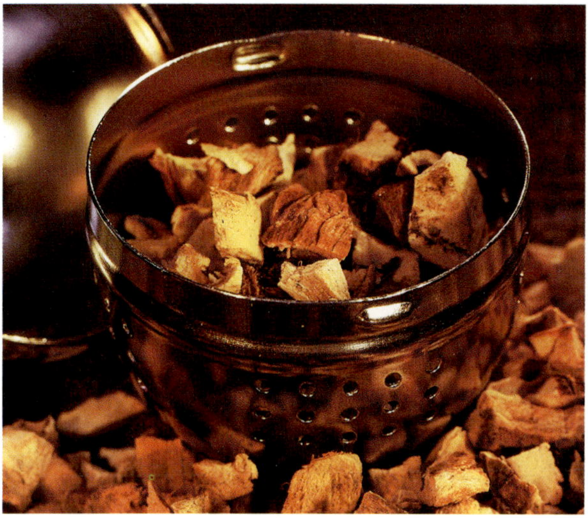

Die Bitterstoffe der Kalmuswurzel steigern den Appetit und fördern die Verdauung.

Melissenblätter (Gerb- und Bitterstoffe, ätherische Öle, Flavonoide)
Aufgrund ihrer beruhigenden, leicht blähungswidrigen und zudem krampflösenden Wirkung eignen sich Melissenblätter besonders zum Einsatz bei allen nervösen Magen- und Darmleiden.

▶ 2 Teelöffel für 1 Tasse Wasser als Aufguss, 10 Minuten ziehen lassen. Mehrmals täglich 1 Tasse langsam und schluckweise trinken.

Odermennigkraut (Schleim-, Gerb- und Bitterstoffe, Kieselsäure, ätherische Öle)
In der Hauptsache wird Odermennigkraut bei chronischen Gallenblasenerkrankungen (Gallenstauung, Gallensteine) eingesetzt. Seine Gerbsäure macht es aber auch zu einem milden Durchfallmittel, und die Bitterstoffe regen die Verdauungssäfte an.

▶ 1 Teelöffel für 1 Tasse Wasser als Aufguss. 2- bis 3-mal täglich 1 Tasse zu sich nehmen.

Auch der in erster Linie als Gewürz bekannte Koriander hilft mit seinen blähungswidrigen und leicht krampflösenden Eigenschaften bei Verdauungsbeschwerden. Verwenden Sie ihn zusammen mit Kümmel und Fenchel.

Pfefferminzblätter (Gerb- und Bitterstoffe, Flavonoide, ätherische Öle)

Wenn der Magen überlastet ist, weil man zu viel gegessen hat oder wenn das Essen unbekömmlich oder verdorben war, hilft die Pfefferminze. Sie lindert Übelkeit und Brechreiz, fördert den Gallenfluss, regt die Gallenproduktion in der Leber an und stärkt den Appetit.

▶ 2 Teelöffel für 1 Tasse Wasser als Aufguss. Am besten den Tee nach oder zwischen den Mahlzeiten trinken. Nicht für den Dauergebrauch geeignet, da Pfefferminze leicht stopft und den Magen reizen kann.

Ein Bittermittel, das dem Enzian wenig nachsteht, ist die Teufelskralle. Sie kann bei Verdauungsschwäche und zur Stimulierung der Gallensaftproduktion eingesetzt werden. 1 Teelöffel für 1 Tasse Wasser als Aufguss.

Schafgarbenkraut (Gerb- und Bitterstoffe, ätherische Öle)

Die Schafgarbe, ein aromatisches Bittermittel, hemmt Entzündungen, ist blähungswidrig und krampflösend. Das Kraut wird bei Verdauungsbeschwerden und zur Krampflösung bei Gallenblasenleiden eingesetzt.

▶ 1 bis 2 Teelöffel für 1 Tasse Wasser als Aufguss, 2- bis 3-mal täglich 1 Tasse zu sich nehmen. Gelegentlich kommt es zu Überempfindlichkeitsreaktionen.

Tausendgüldenkraut (Bitterstoffe)

Tausendgüldenkraut schmeckt sehr bitter. Es fördert den Appetit und regt die Produktion von Verdauungssäften an. Auch lindert es Blähungen.

▶ 1 Teelöffel für 1 Tasse Wasser als Aufguss, 15 Minuten ziehen lassen und jeweils vor den Mahlzeiten 1 Tasse lauwarm trinken. Milder ist der Kaltauszug: 1 Teelöffel für 1 Tasse kaltes Wasser, 6 bis 10 Stunden ziehen lassen. Leicht erwärmt trinken. Es empfiehlt sich eine kurmäßige Anwendung über einen Zeitraum von 4 Wochen. Tausendgüldenkraut ist gut bekömmlich und auch für ältere Menschen geeignet. Nicht bei Geschwüren von Magen- und Zwölffingerdarm. Bei Gallensteinen nur nach ärztlicher Absprache anwenden.

Der vielseitige Löwenzahn

Die wirksamen Inhaltsstoffe des Löwenzahn sind Bitterstoffe, Saponine, Vitamine und Taraxacol. Seine Wirkungen sind äußerst vielfältig:

- Er stimuliert den Zellstoffwechsel
- Er fördert die Tätigkeit der Verdauungsdrüsen, regt Leber und Nieren an
- Er beugt der Neubildung von Gallensteinen vor
- Er senkt den Cholesterinspiegel
- Er kräftigt und hebt – kurmäßig angewendet – das allgemeine Wohlbefinden

Löwenzahntee: 1 bis 2 Teelöffel für 1 Tasse kaltes Wasser. Zum Sieden bringen, 1 Minute kochen, 10 Minuten ziehen lassen.

Wegen seiner allgemein kräftigenden und verdauungsanregenden Eigenschaften wird Thymiankraut auch im Zusammenhang mit Verdauungsbeschwerden verwendet. Es beseitigt vor allem lästige Gärungserscheinungen.

Wegwarte (Gerb- und Bitterstoffe)
Die Wegwarte ist ein allgemeines Anregungs- und Kräftigungsmittel. Sie fördert den Appetit und regt die Verdauungssäfte an. Meist wird sie in Mischungen eingesetzt, kann aber auch als Einzeltee angewendet werden.
▶ 1 Teelöffel Wurzel oder Kraut (oder beides gemischt) mit 1 Tasse kaltem Wasser übergießen, erhitzen und bei geringer Hitze 3 Minuten kochen. Täglich 2 bis 3 Tassen zu sich nehmen.

Wermutkraut (Bitter- und Gerbstoffe, ätherische Öle)
Sehr bewährt als Magen- und Gallenblasenmittel ist der aromatisch bittere Wermut. Er hilft bei Völlegefühl, Blähungen, Gallenblasenbeschwerden oder wenn Ihnen ein Essen nicht bekommen ist.
▶ 1 Teelöffel für 1 Tasse Wasser als Aufguss oder als Kaltauszug. Täglich 2 bis 3 Tassen gut warm trinken.

Schleimhautreizung und -entzündung

Der Magen

Die meisten Magenbeschwerden – Übelkeit und Sodbrennen, Magendruck und Magenkrämpfe – sind auf eine gereizte oder entzündete Magenschleimhaut zurückzuführen. Wichtige Heilpflanzen sind in diesem Zusammenhang die Kamille (bei Entzündungen), die Pfefferminze (gegen Übelkeit) und die Melisse (wenn die Beschwerden nervös bedingt sind). Bei starken Beschwerden sollten Sie sich in ärztliche oder heilpraktische Hände begeben. Begleitend lassen sich auch schleimhaltige Heilpflanzen einsetzen, die die Magensäure binden und damit Sodbrennen und Druckgefühl lindern.

Magensäure bindende Heilpflanzen sind Eibischwurzel, wilde Malve, Käsepappel, Leinsamen und Johanniskraut. Die Tees bei Bedarf zu sich nehmen.

Der Darm

Eine Reizung der Darmschleimhaut äußert sich häufig in wechselnden Beschwerden. Sie reichen von Durchfall, Verstopfung, Völlegefühl und Blähungen bis hin zu Krämpfen. Oft sind hier auch seelische Belastungen von Bedeutung. Es kommen die gleichen Heilpflanzen zum Einsatz wie bei der gereizten und entzündeten Magenschleimhaut.
Bei praktisch allen Formen von infektiösen Magen-Darm-Beschwerden hilft Kamille.

Bei Magenleiden altbewährt – die Rollkur

- Bereiten Sie einen starken Kamillentee (3 Teelöffel für 1 Tasse Wasser als Aufguss, 10 Minuten ziehen lassen).
- Trinken Sie morgens auf nüchternen Magen 1 Tasse davon.
- Liegen Sie anschließend jeweils 10 Minuten auf dem Rücken, der linken, der rechten Seite und auf dem Bauch.

Teemischungen gegen Schleimhautreizungen

Magenverstimmung
45 g Kamillenblüten • 10 g Kümmelfrüchte
5 g Fenchelfrüchte
1 Teelöffel für 1 Tasse Wasser als Aufguss, mehrmals täglich 2 Tassen zu sich nehmen.

Bei zu wenig Säure
10 g Beifußkraut • 10 g Pfefferminzblätter
30 g Pomeranzenschalen
1 Teelöffel für 1 Tasse Wasser als Aufguss, 5 Minuten ziehen lassen. Bei akutem Bedarf 1 Tasse trinken.

Mild, bei Brechreiz
70 g Lindenblüten • 15 g Bitterorangenblätter
1 Teelöffel für 1 Tasse Wasser als Aufguss, 5 Minuten ziehen lassen. Pro Tasse 2 Esslöffel Zitronensaft hinzufügen. Bei Bedarf 1 Tasse trinken

Entzündungshemmend
Schafgarbenkraut • Kamillenblüten
1 bis 2 Teelöffel für 1 Tasse Wasser als Aufguss. Täglich 4 Tassen warm und schluckweise zu sich nehmen.

Bei Krämpfen aller Art
Gänsefingerkraut • Melissenblätter • Kamillenblüten
1 Teelöffel für 1 Tasse Wasser als Aufguss, täglich 2 bis 3 Tassen zu sich nehmen.

Gegen Magenübelkeit
Pfefferminzblätter • Melissenblätter
2 Teelöffel für 1 Tasse Wasser als Aufguss. 15 Minuten ziehen lassen. Bei Bedarf 1 Tasse trinken.

Krampflindernd bei Säureüberschuss ist die Mischung aus Kamillenblüten, Süßholzwurzel, Gänsefingerkraut (je 20 Gramm) und Leinsamen (40 Gramm). 1 Esslöffel für 1 Tasse kaltes Wasser. Zum Sieden bringen und abkühlen lassen.

Verdauungsschwäche

Bittermittel helfen bei vielen Verdauungsbeschwerden und wirken zudem allgemein kräftigend (tonisierend). Ihre Wirkungen beziehen sich, mit individuellen Schwerpunkten, meist auf den gesamten Verdauungsapparat.

Dauert eine Verdauungsschwäche länger an, bilden sich einerseits Giftstoffe im Darm, andererseits können die Nährstoffe aus dem Speisebrei nicht ausreichend aufgenommen und verwertet werden. Für die Behandlung von Verdauungsstörungen, bei Verdauungsschwäche und Gärungszuständen mit Blähungen sind die bitteren Heilpflanzen besonders wichtig. Die wirksamsten unter ihnen finden Sie in dem Kasten unten aufgelistet.
Einige der Heilpflanzen, die verdauungswirksame Bitterstoffe enthalten, wirken auch auf andere Organe. Hier sind der vielseitige Löwenzahn zu nennen, der u. a. auch nierenwirksam ist (siehe Seite 53), die Teufelskralle, die auch bei rheumatischen Beschwerden eingesetzt wird, sowie die Mariendistel, die die Leber positiv beeinflusst.

Was bei Bittertees zu beachten ist

Am besten werden Bittertees etwa 15 bis 30 Minuten vor den Mahlzeiten getrunken. Sie sollten lauwarm bis kalt sein. Bei ihrer Anwendung ist Vorsicht geboten: Bittermittel regen die Sekretion von Magensaft und Magensäure an. Daher sollten sie bei übersäuertem und gereiztem Magen ebenso wenig eingenommen werden wie bei Magengeschwüren. Auch in der Schwangerschaft nur nach ärztlicher Absprache.

Die wirksamsten unter den bitteren Heilpflanzen

- Amara tonica: Tausendgüldenkraut, Enzian, Bitterklee und Chinarinde
- Amara aromatica: Kalmuswurzel, Engelwurz, Benediktenkraut und Wermut
- Amara acria: Ingwer und Galgantwurzel

Teemischungen gegen Verdauungsschwäche

Bei chronischem Magenleiden
Kümmelfrüchte • Pfefferminzblätter • Melissenblätter Kalmuswurzel
1 Teelöffel für 1 Tasse Wasser als Aufguss, 10 Minuten ziehen lassen. Über einen Zeitraum von 2 bis 3 Wochen hinweg 2- bis 3-mal täglich 1 Tasse zu sich nehmen. Bei Bedarf die Kur nach 1-wöchiger Pause wiederholen.

Ein aromatisch-bitterer Tee ist die Mischung zu gleichen Teilen aus Wermutkraut und Pfefferminzblättern. 1 Teelöffel für 1 Tasse Wasser als Aufguss. Vor dem Essen trinken.

Bitter, dennoch mild
Benediktenwurzel • Kalmuswurzel
2 Teelöffel mit 1 Tasse kaltem Wasser übergießen und zum Sieden bringen. 2-mal täglich 1 Tasse trinken.

Reizlindernd bei Völlegefühl
30 g Kamillenblüten • 30 g Pfefferminzblätter • 30 g Süßholzwurzel • 5 g Melissenblätter • 5 g Malvenblüten
1 Teelöffel für 1 Tasse Wasser als Aufguss. 10 Minuten ziehen lassen und mehrmals täglich zwischen den Mahlzeiten 1 Tasse warm trinken.

Intensiver Bittergeschmack
Bitterkleekraut • Tausendgüldenkraut • Kalmuswurzel
1 Esslöffel für 1/2 Liter Wasser als Abkochung (15 Minuten). Vor den Mahlzeiten 1 Tasse warm trinken.

Magenkräftigend, beruhigend
25 g Süßholzwurzel • 25 g Kamillenblüten
10 g Melissenblätter • 5 g Pfefferminzblätter
5 g Tausendgüldenkraut
1 Teelöffel für 1 Tasse Wasser als 5-minütige Abkochung. Nach dem Abkühlen abseihen. 2- bis 3-mal täglich 1 Tasse zu sich nehmen, jeweils nach den Mahlzeiten.

Durchfall

Für die Behandlung leichterer Durchfälle, beispielsweise durch einen verdorbenen Magen oder auf Reisen durch ungewohnte Kost verursacht, steht ein Reihe von Heilpflanzen zur Verfügung. Besonders wirksam sind gerbstoffhaltige Pflanzen. Sie ziehen die entzündeten Darmschleimhäute zusammen und verdichten sie. Weil die Kamille einen allgemein entzündungshemmenden Effekt hat, bietet es sich an, ein gerbstoffhaltiges Heilkraut mit Kamille zu kombinieren. Auch können Sie auf die hier angegebenen Teemischungen zurückgreifen.

Bei Durchfällen ist es hilfreich, in den ersten Tagen nichts zu essen, sondern nur Tee zu trinken. Der Körper bekommt auf diese Weise die benötigte Flüssigkeit und kann gleichzeitig die Erreger bekämpfen. Nach dem Teefasten können Sie Zwieback oder Salzgebäck essen oder einen aufbauenden Buttermilchtag einlegen.

Die häufigsten Durchfallursachen sind Darminfektionen und -entzündungen durch Bakterien und Viren, Vergiftungen, Nahrungsmittelallergien und Stress.

Pflanzen, die Gerbstoffe enthalten

Die im Folgenden genannten Heilpflanzen sind durchfallwirksam.

- ▶ Blutwurz (2 Esslöffel für 1/2 Liter Wasser als 10-minütige Abkochung)
- ▶ Brombeerblätter (1 Teelöffel für 1 Tasse Wasser als Aufguss)
- ▶ Eichenrinde (1 Teelöffel für 1 Tasse Wasser kalt ansetzen, erhitzen und 10 Minuten kochen)
- ▶ Gänsefingerkraut (1 Teelöffel für 1 Tasse Wasser als Aufguss)
- ▶ Heidelbeere (3 Esslöffel getrocknete Beeren für 1/2 Liter als 10-minütige Abkochung)
- ▶ Schwarze Johannisbeere (1 Glas Saft löffelweise zu sich nehmen)

Teemischungen gegen Durchfall

Krampflösender Durchfalltee
50 g Blutwurz • 20 g Kamillenblüten • 20 g Gänsefingerkraut • 10 g Pfefferminzblätter
1 Teelöffel für 1 Tasse Wasser als Aufguss, 10 Minuten ziehen lassen. Mehrmals täglich 1 Tasse trinken.

Bei leichteren Durchfällen kann man getrocknete Heidelbeeren auch pur essen. Die Tagesdosis sollte 1 Hand voll Beeren aber nicht übersteigen.

Bei akuter Darmentzündung
50 g Eibischwurzel • 50 g Queckenwurzel
30 g Eichenrinde
1 Esslöffel für 1 Liter Wasser als 30-minütige Abkochung. Täglich 3 Tassen zu sich nehmen.

Heilt gereizte Schleimhäute
Leinsamen • Kamillenblüten • Malvenblüten
3 Esslöffel geschroteten Leinsamen in 1/2 Liter Wasser 15 Minuten kochen. Den Schleim abfiltern. 1 Teelöffel Kamillenblüten und 2 Teelöffel Malvenblüten hinzufügen, 10 Minuten ziehen lassen. 3-mal täglich 1 Tasse.

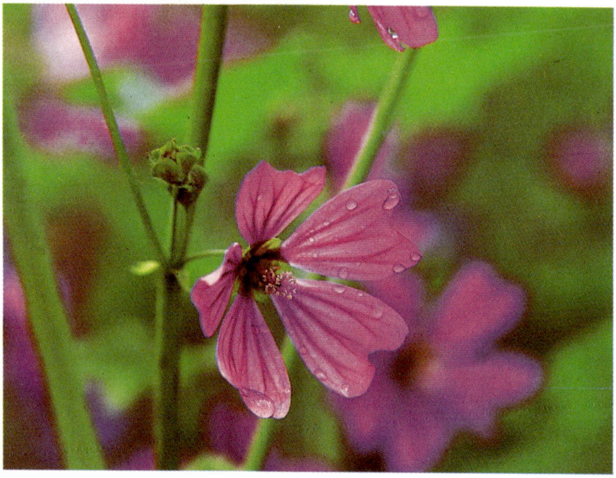

Gereizte Schleimhäute nach Durchfallerkrankungen? Malventee beruhigt und heilt.

Verstopfung

Verstopfung ist ein weit verbreitetes Gesundheitsproblem. Neben Schmerzmitteln gehören Abführmittel zu den am häufigsten verkauften Medikamenten. In den allerseltensten Fällen ist Verstopfung auf anatomische Veränderungen zurückzuführen. Neben dem Umfang des Darminhalts und dem Dehnungszustand der Darmwandmuskulatur spielen nervöse, hormonelle und chemische Vorgänge eine Rolle bei der Anregung oder der Verzögerung der Darmbewegung. So führt ballaststoffarme Kost zu einer längeren Verweildauer der Nahrung im Darm. Wer häufig den Entleerungsreflex des Darms übergeht, weil gerade nicht die Zeit dazu da ist, muss auf Dauer ebenfalls mit Verstopfung rechnen. Starkes Übergewicht und Bewegungsmangel schließlich schwächen die bei der Entleerung beteiligten Bauchmuskeln.

Bei längerfristigem Abführmittelgebrauch kann zusätzlich ein Kalziummangel auftreten, was gravierende Folgen für das Knochengerüst hat.

Achtung, Gewöhnungsgefahr

Der dauerhafte Gebrauch – oder besser Missbrauch – von Abführmitteln ist eine der Ursachen für hartnäckige Verstopfungen. Der Darm gewöhnt sich an das Medikament und wird zunehmend bewegungsarm. Der Körper reagiert also mit einer noch stärkeren Verstopfung, wenn das Mittel abgesetzt wird. Auf diese Weise entsteht aus einer eigentlich vorübergehenden Entleerungsverzögerung eine chronische Verstopfung. Man reagiert nach kürzester Zeit mit Ungeduld, wenn sich bei Weglassen des Abführmittels die natürliche Darmtätigkeit nicht sofort wieder einstellen will. Der erneute Griff zum Medikament ist vorprogrammiert.

Eine weitere Gefahr ist, dass dem Körper durch Abführmittel Flüssigkeit und Mineralien entzogen werden. Insbesondere kann es zu Kaliummangel kommen.

Gesunde Verdauungshilfen

▶ Essen Sie morgens auf nüchternen Magen 1 bis 2 Äpfel mit Schale.

▶ Kochen Sie junge Brennnesselblätter in Milch, und trinken Sie diesen Sud – ebenfalls auf nüchternen Magen.

▶ Essen Sie mehrmals täglich 1 kleine Portion rohes Sauerkraut.

▶ Wohlschmeckender Verdauungsdrink vor dem Schlafengehen: Mineralwasser mit einem Schuss Pflaumensaft mischen und 2 Esslöffel Milchzucker (Reformhaus) unterrühren.

▶ Als Morgensuppe: 1 kleine Zwiebel, 1 Knoblauchzehe und 2 Esslöffel Weizenschrot in 1/4 Liter Wasser kochen. Mit frischer Petersilie und 1 Esslöffel Olivenöl abschmecken.

Der Verdauung hilft auf sanfte Weise auch dieser Tee: Je 10 Gramm Tausendgüldenkraut, Faulbaumrinde, Kümmelfrüchte und Kamillenblüten mischen. 1 Teelöffel für 1 Tasse Wasser als Kaltauszug (12 Stunden ziehen lassen).

Teemischungen gegen Verstopfung

Gegen hartnäckige Verstopfung

30 g Pfefferminzblätter • 30 g Faulbaumrinde
20 g Kümmelfrüchte • 20 g Sennesblätter

1 bis 2 Teelöffel für 1 Tasse Wasser als Aufguss, 15 Minuten ziehen lassen. Abends, bei Bedarf noch einmal morgens, 1 Tasse trinken. Die Pfefferminzblätter sorgen für die geschmackliche Abrundung.

Bei Verstopfung und Blähungen

15 g Pfefferminzblätter • 15 g Sennesblätter
10 g Kümmelfrüchte • 10 g Fenchelfrüchte

2 Teelöffel für 1 Tasse Wasser als Aufguss. 20 Minuten ziehen lassen und abends 1 Tasse trinken. Bei Bedarf am nächsten Morgen noch 1 Tasse zu sich nehmen. Auch bei dieser Mischung verbessern die Pfefferminzblätter den Geschmack.

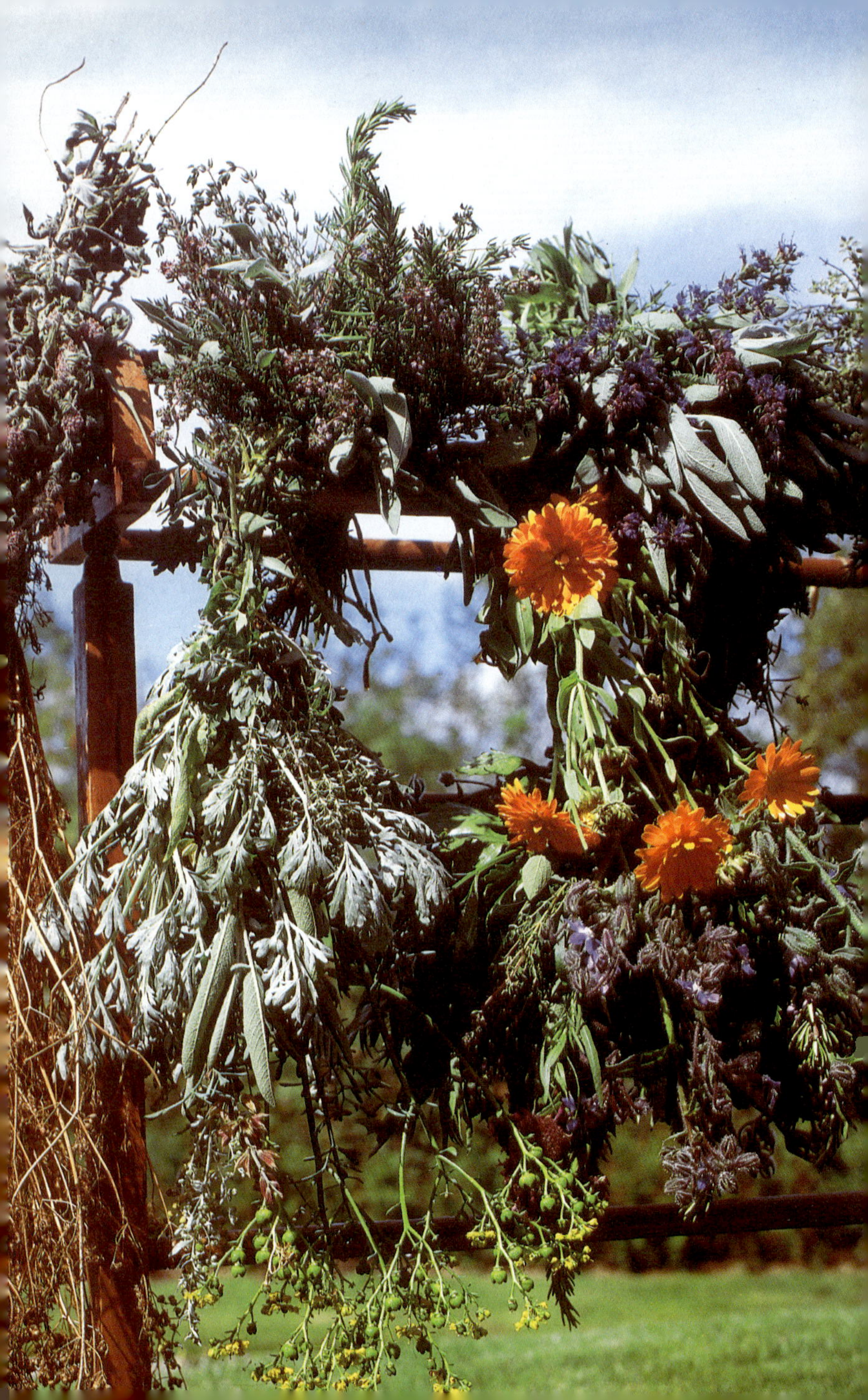

Sammeln und Lagern

Es kann eine sehr befriedigende Beschäftigung sein, die Heilpflanzen für den eigenen Bedarf nicht in der Apotheke zu kaufen, sondern sie selbst zu sammeln und zu trocknen. Auch der Heilkräuteranbau zu Hause schenkt Freude.

Die Pflanzenwelt entdecken

Wenn Sie einen Teil Ihrer Teepflanzen selbst sammeln, ist das von großem Vorteil: Sie haben direkten Einfluss darauf, wo Sie sammeln und können sich besonders nährstoffreiche Böden aussuchen. Für viele hat die Entdeckung der heimischen Pflanzenwelt damit begonnen, dass sie einige Kräuter vom Sonntagsspaziergang mitbrachten, heute gehen sie gezielt auf die Suche nach Heilpflanzen und versorgen sich weitgehend selbst.

Viele Heilpflanzen haben in der Kräuterecke von Hausgärten ihren festen Platz: Basilikum, Bohnenkraut und Borretsch, Kerbel, Lavendel und Liebstöckel, Majoran, Pfefferminze, Rosmarin, Salbei und Thymian.

Mit Kräuterbuch und Florakarte

Als Einstieg bietet es sich an, an Kräuterwanderungen teilzunehmen, wie sie z. B. von Volkshochschulen angeboten werden. Oder man nimmt ein gutes Kräuterbuch mit detaillierten Abbildungen und genauen Standortbeschreibungen mit auf die Suche. Örtliche Florakarten informieren darüber, welche Pflanzen in Ihrem Revier heimisch sind. Dem Sammelkalender in diesem Buch (siehe Seite 122ff.) können Sie entnehmen, in welchen Monaten die verschiedenen Heilpflanzen ihren höchsten Wirkstoffgehalt haben und welche Pflanzenteile über die meisten Wirkstoffe verfügen. Giftige Pflanzen sollten Sie auf den ersten Blick erkennen können, desgleichen alle unter Naturschutz stehenden Heilpflanzen.

Richtig sammeln

Wo?

Um Pflanzen zu finden, die möglichst wenig schadstoffbelastet sind, sollten Sie auf freiem Gebiet sammeln, in möglichst großer Entfernung zu Straßen und landwirtschaftlich genutzten Flächen. Auch Industrieanlagen belasten die Flora rundum.

Wegen möglichen Befalls mit den Eiern des Fuchsbandwurms dürfen im Wald, an Waldrändern und auf Streuobstwiesen gesammelte Pflanzen nur überbrüht oder gekocht verwendet werden.

Gehen Sie beim Sammeln naturschonend vor. Nehmen Sie nur diejenigen Pflanzen mit, die Sie wirklich brauchen. Und auch bei der Menge sollten Sie sich an Ihren realen Bedürfnissen orientieren.

Wann?

Für die meisten Heilpflanzen sind Frühling und Sommer die besten Sammelzeiten, und zwar kurz vor der Blüte. Blüten sollten direkt nach dem Aufblühen, Rinden im Frühling (wenn der Saft steigt) und Wurzeln im Herbst gesammelt werden. Die beste Tageszeit ist der Vormittag: Der Tau ist bereits abgetrocknet und die Sonneneinstrahlung noch nicht zu intensiv. Die Wetterlage sollte stabil und trocken sein. Nach einer langen Trockenperiode befinden sich weniger Wirkstoffe in den Pflanzen, zu viel Regen wiederum lässt sie sehr viel Wasser speichern. Wurzeln kann man aber nach einem Regen leichter ausgraben.

Da jedes Jahr anders verläuft, ist der Sammelkalender zwar eine wertvolle Hilfe, dennoch müssen Sie auch den Stand der Natur im Blick haben. Nach einem langen Winter kann sich die Blüte um einige Wochen verzögern, und nach einem späten Frühjahr oder einem nassen, kühlen Sommer werden die Samen entsprechend später reif.

Wie?

Beim Sammeln selbst muss man behutsam vorgehen. Die Pflanzen dürfen weder gedrückt noch gequetscht werden. Am besten schneidet man Blüten, Blätter und Kraut mit einem scharfen Messer oder einer Schere ab. Wurzeln werden mit einer Hacke großzügig ausgegraben und grob von Erde befreit. Zum Transport eignen sich luftige Körbe am besten. Plastiktüten sind gänzlich ungeeignet. Lagern Sie schwere Wurzeln und leichte Blüten getrennt voneinander in zwei Behältnissen.

Lassen Sie alle Pflanzen stehen, die nicht gesund und kräftig aussehen. Vor allem jene, die Spuren von Pilz- und Schädlingsbefall sowie Tierfraß aufweisen, sollten unbedingt gemieden werden. Wollen Sie Blüten sammeln, achten Sie darauf, dass diese sich bereits voll entwickelt haben.

Es ist hilfreich zu notieren, an welchem Standort und zu welchem Zeitpunkt welche Pflanzen gefunden wurden. So entsteht im Lauf der Zeit eine ganz persönliche Florakarte.

Das ist wichtig beim Sammeln

Sie sollten

- Wissen, welche Heilkräuter unter Naturschutz stehen
- Giftige Pflanzen erkennen können
- Den Sammelplatz prüfen
- Eine trockene, beständige Wetterlage abwarten
- Den Entwicklungsstand der Natur beobachten
- Gutes Handwerkszeug mitnehmen (Messer, Spaten, Körbe)
- Sorgsam pflücken, schneiden und ausgraben
- Luftig transportieren
- Nur gesunde Pflanzen sammeln
- Das Sammelgut alsbald abtrocknen und richtig lagern

Richtig trocknen

Damit versteckte Insekten herausfallen können, schütteln Sie die Zweige vor dem Trocknen kräftig aus. Anschließend beschädigte Blätter sorgsam entfernen.

Zum Trocknen der Pflanzen ist ein windgeschützter, schattiger und luftiger Platz im Freien am besten geeignet. Aber auch in gut durchlüfteten Räumen lassen sich Heilkräuter trocknen. Man sollte sie alsbald nach dem Sammeln locker auf einer sauberen Unterlage (Bettlaken) ausbreiten. Die Pflanzen sollten regelmäßig umgedreht werden, ist die Unterlage feucht geworden, muss man sie auswechseln. Ganze Pflanzen kann man in Bündeln aufgehängt trocknen, Wurzeln müssen vor dem Trocknen mit einer feinen Bürste gut gereinigt werden. Sind sie sehr dick, schneidet man sie in Streifen.

Besteht keine andere Möglichkeit, lassen sich Heilpflanzen auch im Backofen trocknen. Um die Inhaltsstoffe zu schonen, sollte die Temperatur aber 35 °C keinesfalls übersteigen.

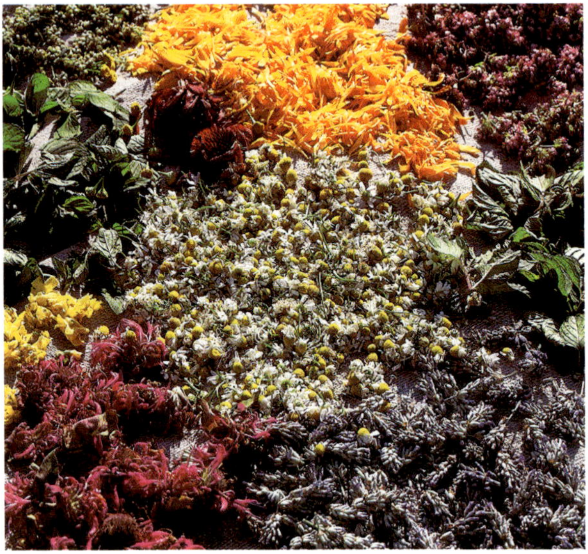

Farbenfrohe Gesundheit: zum Trocknen ausgelegte Heilkräuter.

Wie lange es dauert

Die Trocknungszeiten variieren nach Jahreszeit. Im Sommer sind Blüten meist nach einer knappen Woche trocken, Wurzeln nach etwa zwei Wochen. Im Herbst kann sich die Trocknungszeit verdoppeln.
Richtig trocken sind Blätter, wenn sie sich spröde und brüchig anfühlen. Blüten sind knistrig, Stiele lassen sich nicht biegen und brechen leicht. Rinden und Wurzeln sind dann richtig trocken, wenn sie leicht zerspringen.
Die getrockneten Pflanzen und Pflanzenteile sind unterschiedlich lange haltbar. Sachgerecht getrocknet verderben sie zwar nicht, ihr Gehalt an Inhaltsstoffen lässt aber mit der Zeit nach. Blätter und Blüten sollten nicht älter als ein Jahr werden, Rinden und Wurzeln vertragen eine etwas längere Lagerzeit (bis zu zwei Jahre).

Bei trockenen Samenkörnern empfiehlt es sich, vor der Aufbewahrung kleinste dürre Pflanzenteile einfach wegzublasen.

Richtig aufbewahren

Nach dem Trocknen müssen die Heilkräuter vor Licht- und Sonneneinstrahlung geschützt werden. Brechen Sie die Pflanzen in kleine Teile, oder zerkleinern Sie sie durch Zerreiben. Dann in dunkle Glas- oder Keramikgefäße füllen und staubdicht verschließen.

Den Überblick behalten

In getrocknetem Zustand sind viele Heilkräuter nur noch schwer voneinander zu unterscheiden. Es empfiehlt sich deshalb, jedes Teegefäß mit einem Klebeetikett zu versehen. Darauf werden der Name der Pflanze sowie das Sammeldatum vermerkt. Bevorraten Sie sich nur mit der Menge, die Sie etwa in einem Jahr verbrauchen können.

Sammelkalender für Heilpflanzen

Die geeignete Sammelzeit der Heilpflanzen ist in der folgenden Tabelle aufgeführt. Von den aufgelisteten Pflanzen werden die angegebenen Teile gesammelt: B = Beeren, Bl = Blätter, Blü = Blüten, F = Früchte, K = ganzes Kraut, Kn = Knospen, R = Rinde, W = Wurzel und w Blü = weibliche Blüten.

Heilpflanze	Teil	Januar	Februar	März	April	Mai	Juni	Juli	August	September	Oktober	November	Dezember
Alant	W									●	●	●	
Andorn, Weißer	K					●	●						
Arnika	Blü							●					
Augentrost	K						●	●	●	●			
Bärlauch	K				●	●							
Baldrian	W									●	●		
Beifuß	K							●	●				
Benediktenkraut	K				●	●	●	●					
Bibernelle	W			●	●	●				●	●	●	
Birke	Bl				●	●							
Blutwurz	W			●	●	●							
Bohnenkraut	K							●	●	●			
Brennnessel	K					●	●	●	●				
Brombeere	Bl								●	●	●		
Bruchkraut	K						●	●	●	●			
Edelkastanie	Bl				●								

Heilpflanze	Teil	Januar	Februar	März	April	Mai	Juni	Juli	August	September	Oktober	November	Dezember
Eiche	R			●	●								
Engelwurz	W			●	●						●		
Erdrauch	K						●	●					
Fenchel	F									●	●		
Frauenmantel	K			●	●	●	●	●					
Gänseblümchen	Blü			●	●	●	●	●	●	●			
Gänsefingerkraut	K			●	●	●	●	●	●	●			
Goldrute	K							●	●				
Hauhechel	W									●	●		
Heidekraut	K							●	●				
Heidelbeere	F								●	●			
Himbeere	Bl					●	●						
Hirtentäschelkraut	K			●	●	●	●	●	●	●			
Holunder	Blü				●	●	●						
Hopfen	W Blü									●			
Johanniskraut	K							●	●				
Kamille	Blü					●	●						
Kapuzinerkresse	K					●	●	●	●	●			
Klette	W			●	●								
Königskerze	Blü						●	●	●	●			
Kümmel	F							●	●	●			

Heilpflanze	Teil	Januar	Februar	März	April	Mai	Juni	Juli	August	September	Oktober	November	Dezember
Lavendel	Blü							●					
Linde	Blü						●						
Löwenzahn	K			●	●	●							
Löwenzahn	W			●	●	●							
Lungenkraut	K			●	●								
Mädesüß	Blü						●	●	●				
Mädesüß	K				●	●							
Malve, Wilde	Bl					●	●						
Malve, Wilde	Blü							●	●				
Mannstreu	K			●	●	●				●	●	●	
Mariendistel	F									●			
Meisterwurz	W									●	●		
Melisse	Bl						●	●	●	●			
Mistel	K			●	●								
Odermennig	K									●	●		
Pappel	Kn			●	●	●							
Pfefferminze	Bl					●							
Quecke	W			●	●								
Ringelblume	Blü							●	●	●			
Rosmarin	Bl					●	●						
Rosskastanie	Bl			●	●	●							

Heilpflanze	Teil	Januar	Februar	März	April	Mai	Juni	Juli	August	September	Oktober	November	Dezember
Rosskastanie	Blü			●	●	●							
Salbei	Bl					●	●	●					
Schachtelhalm	K						●	●	●	●			
Schafgarbe	K					●	●	●	●	●			
Schlehdorn	Blü			●	●								
Seifenkraut	K						●	●	●	●			
Spitzwegerich	K				●	●	●	●	●	●			
Stein-/Honigklee	K						●	●	●				
Stiefmütterchen	K					●	●	●	●				
Taubnessel, Weiße	Blü					●	●	●	●				
Thymian	K							●	●				
Veilchen	K			●	●								
Veilchen	W			●	●								
Waldmeister	K					●	●						
Walnuss	Bl						●						
Wasserdost	K							●	●				
Wegwarte	K							●					
Weide	R			●	●	●							
Weißdorn	Bl				●	●							
Weißdorn	Blü					●	●						
Wermut	K							●	●				

Impressum
© 1998 Südwest Verlag GmbH & Co. KG, München
2. Auflage 1998

Alle Rechte vorbehalten. Nachdruck – auch auszugsweise – nur mit Genehmigung des Verlags.

Redaktion: Christine Waßmann, Anja Feise
Projektleitung: Dr. Alex Klubertanz
Redaktionsleitung und medizinische Fachberatung: Dr. med. Christiane Lentz
Bildredaktion: Ute Schoenenburg
Produktion: Manfred Metzger
Umschlag: Manuela Hutschenreiter, München
Layout: Wolfgang Lehner
DTP: Arthur Lenner

Printed in Italy
Gedruckt auf chlor- und säurearmem Papier

ISBN 3-517-08006-3

Über den Autor

Wolfgang Möhring ist ausgebildeter Naturheilpraktiker und Leiter einer Kung-Fu-Schule. Seine langjährige Erfahrung in der Naturheilkunde sowie in der Ausübung fernöstlicher Kampfkunde, verbunden mit dem Studium wirksamer Antistressstrategien, machen ihn zu einem Experten auf dem Gebiet der vorbeugenden Gesundheitsberatung und einer umfassenden Harmonisierung des Menschen.

Literatur

Au, Franziska von: Hausrezepte gegen alle Krankheiten. Südwest Verlag. München 1996
Braun, Hans: Heilpflanzenlexikon für Ärzte und Apotheker. Gustav Fischer Verlag. Stuttgart 1994
Kraus, L./Carstens, J.: Heilpflanzen. Trias Verlag. Stuttgart 1993
Leung, Albert Y.: Chinesische Heilkräuter. Diederichs Verlag. München 1995
Messegue, Maurice: Das Messegue Heilkräuterlexikon. Bertelsmann. Gütersloh 1986
Pahlow, Manfred: Das große Buch der Heilpflanzen. Gräfe und Unzer Verlag. München 1996
Treutwein, Norbert: Übersäuerung – krank ohne Grund? Südwest Verlag. 3. Auflage, München 1997

Hinweis

Das vorliegende Buch ist sorgfältig erarbeitet worden. Dennoch erfolgen alle Angaben ohne Gewähr. Weder Autor noch Verlag können für eventuelle Nachteile oder Schäden, die aus den im Buch gemachten praktischen Hinweisen resultieren, eine Haftung übernehmen.

Bildnachweis

Alle Bilder stammen von Claudia Rehm, Stockdorf, außer: Botanik Bildarchiv Laux, Biberach a. d. Riß: 116, 121; Südwest Verlag, München: 7, 21, 86 (Michael Nagy), 24, 60, 67, 95, 113 (Joachim Heller), 77, 105 (Karl Newedel); Wildlife, Hamburg: 43 (D. Harms)